家传

简便醫方

邵子宸　邵　飞　著

人民卫生出版社
·北　京·

图书在版编目（CIP）数据

家传简便医方 / 邵子宸，邵飞著 . -- 北京 ： 人民卫生出版社，2026. 1. -- ISBN 978-7-117-39310-2

Ⅰ. R289. 3

中国国家版本馆 CIP 数据核字第 2025RJ2488 号

家传简便医方

Jiachuan Jianbian Yifang

著　　者：邵子宸　邵　飞
出版发行：人民卫生出版社（中继线 010-59780011）
地　　址：北京市朝阳区潘家园南里 19 号
邮　　编：100021
E - mail：pmph @ pmph.com
购书热线：010-59787592　010-59787584　010-65264830
印　　刷：北京汇林印务有限公司
经　　销：新华书店
开　　本：710 × 1000　1/16　　印张：19　　插页：2
字　　数：302 千字
版　　次：2026 年 1 月第 1 版
印　　次：2026 年 2 月第 1 次印刷
标准书号：ISBN 978-7-117-39310-2
定　　价：59.00 元

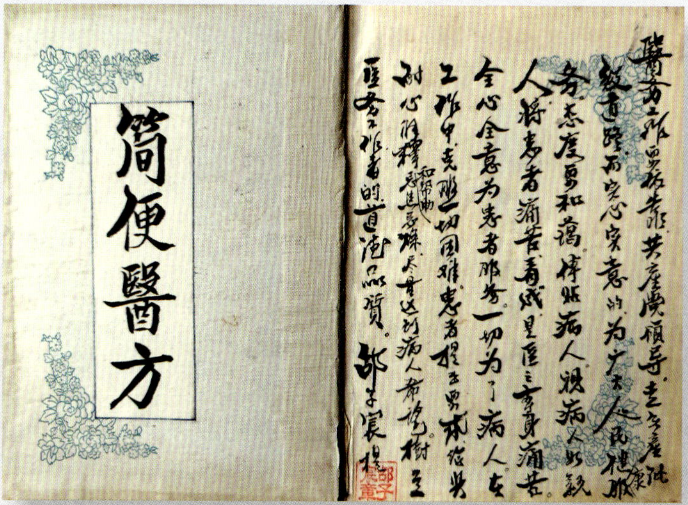

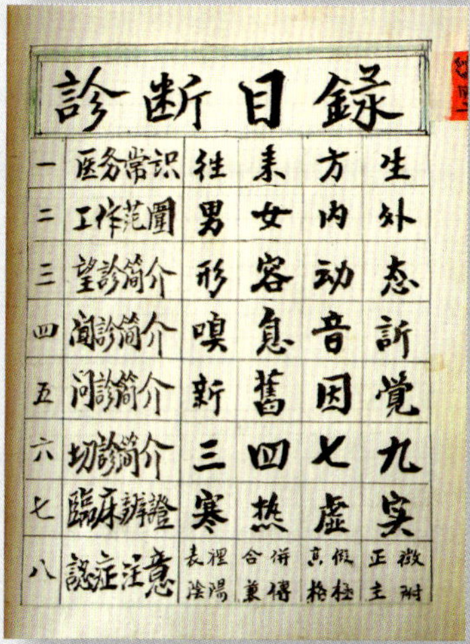

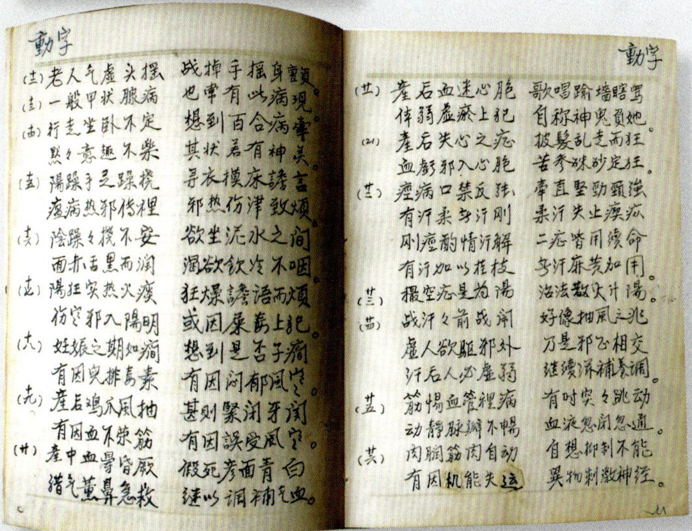

医稿手迹

前 言

小时候，我就听父亲讲过有关曾祖父从医的一些故事，也听父亲谈起过曾祖父历经多年撰写而成的《简便医方》。出于对先人的尊敬和怀念，家中留存了本书。少时，我翻阅了几次，只是感觉里面的毛笔字写得非常漂亮。随着医学专业基础知识的渐渐牢固，跟师过程中逐步培养起中医思维，机缘巧合，在陈腾飞师兄的叮嘱下，开始了对这本医书的详细整理，终成《家传简便医方》。在出版之际，特将曾祖父书名手写体用于封面，以表敬重和纪念。

整理本书的初衷，是想从中有所收获，以便在未来工作中能够为己所用。同时希望曾祖父对待部分疾病的看法，他的经方、验方、效方使用经验能够对现在的临床工作有所帮助，甚至部分失传的中医经验能够再次用于临床。如此，曾祖父的医术得以传承、发扬，那就更好了。

本书对望闻问切四诊，外感六淫病症，内伤杂症及外科、妇科、儿科各科疾病，曾祖父均有阐述，并记载了自己的诊疗经验，详述了外用药、针灸等治疗方法；对临证使用确有显效的经方、民间验方及自己的经验方，曾祖父均用红笔标注出来，并翔实记载了药量、煎服法、用药禁忌、疗效等；对于部分疾病的中西医用药，曾祖父给出了具体的药名。

从曾祖父题记中，我深刻体会到他对医务工作者这份职业的态度，这也是他一生从医的自我要求。那段话如纲领般统领着整本书，令人印象颇深。从曾祖父的自序中，我能够通过里面的文字感受到他的那份低调谦逊，也能够感受到一名年近花甲的中医从业者渴望将自己平生所学毫无保留地为人类健康事业奉献出来的高尚品格。书中字里行间的记述，强调了为医者的责任，强调了救死扶伤的天职。这在当代也具有非常重要的指导意义。

曾祖父本着一切为患者服务的初心，带着方便后人参考并用于临床实践的愿景，用心、尽力撰写出这本小册子，供各位读者阅读参考！

邵　飞

2025年6月19日

目 录

第一章

总　　论

一、医务常识

往　字　解

往者往诊也，谓患家请医去他方做治疗工作。

（一）

往谓请医出诊，其中必有原因：若非患者不来，就是病得很沉；有因天气不好，有因黑夜天阴；有因崎途路远，体弱不能就诊；或有新产久病，有因虚汗畏风；有因腰腿有病，行动困难迟钝；一切急性传染，或在正出麻疹；另有少数娇患，轻病更说急诊。也应跟他快去，切莫耽误患者；临床倘非急病，和蔼说服耐心。解释切勿急躁，使其转变娇心，树立医学品质，一切为了患者。

（二）

出诊欲往之前，要向患者细问：住在哪街哪巷，门牌几号哪村；问清谁家看病，患者可是何人；内科外科男女，有何病状缠身；病程日期多少，经过治疗可询。将病问出大概，准备携带药品，事前做好准备，免得临床难心。

（三）

来人请医很急，可能是请急诊；我们赶快急去，不能耽误一分。更要镇静头脑，急问患者病因；现在是何急症，急备应用药品；赶快跑到现场，检查处处细心；耐心忠实救治，要把医识用尽。倘被条件所限，或限技术原因；如经急治未效，可以采取会诊；协治仍还不效，赶快转院就诊；经治可以录下，入院随患带身；以供院医参考，亦算咱尽责任。

(四)

如遇危险急症，无脉耳听心音。只要心脏未止，一切办法想尽；
尽到一切努力，一切为了患者；急想办法挽救，切莫怕担责任。
你若袖手旁观，拍拍你的良心；见死一定急救，医务品质认真；
做到救死扶伤，是咱医务责任。

笔记栏

医生承担着前往患者家中进行救治的工作。“往字解”，重点强调该项工作的病患特点、注意事项、医生应该承担的责任以及必备的品质。

来 字 解

来是来咱处就诊者之谓也。

(一)

来谓前来就诊，多是轻症患者；或者慢病患者，不愿麻烦别人。

(二)

亦有困难患者，忍受痛苦就诊；另有严重病者，搀扶抬来就诊；
重病要听自诉，昏迷要问来人；小儿不能自诉，病情要问大人。

(三)

另有携儿就诊，没有亲人跟随，病情一概不知，其他客观原因：
有因男人在外，孩子只靠家人，下班回家一看，孩子病得很沉，
急忙抱来就诊，病情尚未细问；医问病情经过，他也无法说真。
医要详细检查，分析辨证细心；根据各种证候，认清病理症群；
然后对症下药，一定尽到责任。

笔记栏

患者前来就诊是医生最常规的接诊方式。“来字解”，重点强调此类患者的病患特点及注意事项。

方字解

方者四方也，谓东南西北各地方之不同点。

(一)

各地方言土语，有时是听不清；一旦尚未听懂，必须反复问清。
还有民间俗话，有些说法不同；医家定名之病，俗语有些不同。
比如咱说疟疾，摆子就是俗称；冒稀拉稀跑肚，全是泄泻之名。
揪腰扭腰蹲腿，都是伤挫别名；胃痛常说心口，拧掰拿腕手疼。
胸痛干咳串气，俗有搬努之称；阴道病说下烧，眩晕又说头昏。
以上略举几例，以供参考之用，总要临床注意，意义一定弄清，
千万切莫误解，防止错误发生。

(二)

四方气候有异，而是南暖北寒；天不足于西北，地不满于东南。
西北多山干燥，东南地凹湿缓；人在气候之中，体质也不一般。
南多体弱性柔，北多性刚体健；是否真是如此，只可渐作悬案。

(三)

各地风俗习惯，宗教信仰不同。嗜好个人个性，吃好也有不同。
四川好吃辣椒，山东好吃大葱；山西嗜食酸味，北方人吃口重。
南方多食米饭，北方多吃面饼。以上这些举例，临床参考有用。

(四)

各地水土不同，注意地方病生；倘有地方病灶，另有他病又生。
医要临证细辨，考虑缓急变通，莫忘急则治标，缓则治本要精。

笔记栏

“方字解”，记述了不同地区的方言土语、气候特点、饮食嗜好、风俗习惯各有不同，治疗上需因地制宜，标本同治。

生 字 解

生者生活也，谓生活劳动工作喜好之不同。

（一）

工作岗位不同，大致可分两种：脑力体力劳动，过去何业做工。
有无职业病灶，是否有关今病；工作多少年限，可疑旧病发生。
现在做何职业，很少职业病成；若是脑力劳动，过度要伤精神。
失眠气短头晕，大脑疲劳总称。

（二）

过去工人压迫，死活没人心疼；比如煤业工人，窑内缺少通风。
工人造成矽肺[1]，暴饮凉水胃病；灰业不讲防眼，结膜受伤失明。
铅业防毒不备，铅毒中在身中；医护预防不堪，难免传染造成。
以上略举几例，以供参考之用。

（三）

体有强弱之别，食有多寡之分；人人各有所好，喜好过度伤身。
考查何好之劳，现在发病之因。以上皆谓劳伤，治病必求其本。

（四）

受过封建压迫，多数都是老人[2]；他们心之所欲，喜好难得称心。
精神受过刺激，留下现在病痕；有成癫狂乱走，有成意乱糊云。
有的说犯就犯，抑制不住脑筋；老人癔病[3]之得，多是这些原因。

（五）

人之天性不一，临证更要分析。人有明昧愚贤，性有灵巧蠢笨；
好勤好懒之别，好静好动宜分；痴呆憨傻忠实，奸猾确是愚人。
如遇这样患者，医要多动脑筋，无论怎么困难，也要治病救人。

（六）

倘遇一类患者，确实生活困难，现在得了重病，医应救治莫延。

---

1 矽肺：俗称，曾称。现规范名为硅肺。

2 受过封建压迫，多数都是老人：本书撰于20世纪五六十年代。曾祖父基于当时的老年人情况所作。为保存原貌，故未删改，仅供参考。下文涉及“封建”“压迫”等，请参考该注。

3 癔病：现规范名为癔症。

想尽办法挽救，切莫袖手旁观，损失个人利益，也是理所当然。
治病救人生命，全靠医家心田。

> **笔记栏**
>
> “生字解”，受不同工作环境、生活习惯、社会背景影响，患者患病特点存在差异，但无论病情如何严重，经济如何困难，都要时时刻刻以患者为中心。

二、工作范围

男字解

男者男性也，谓男人所患之病有些与女性之患不同。

(一)
为何专讲男性，原因男女有别；人之生理构造，生殖器病有异。
男人生殖器病，俗称男性隐疾：肾囊睾丸各症，阳强阳痿色脓；
红肿梅毒疳证，淋浊七疝囊痈；梦遗滑精早泄，茎道输精管病。
(二)
男人又分几类，老壮青幼儿童，强弱虚实各异，肯定这是普通。
年老气衰多弱，用药兼补为规；壮年多实多热，通利注意肾虚；
青年食多运动，不动要调肠胃；儿童要调饮食，营养促使发育；
另有哺乳婴儿，全凭乳母注意，要知婴儿冷热，预防风吹肚脐，
喂奶必须按频，不可随便吃蓄，气乳火乳欲乳，千万莫入儿胃，
一旦麻痹不堪，或烧或吐或利，倘若治之失宜，日久形成疳疾。
(三)
另有小儿脐风，这病不分男女，初生消毒不严，细菌进入肚脐，
四至六天抽风，俗称是起风气，常说抽风四六，神仙也是难医。
此乃破伤风症，早做预防为最。

笔记栏

“男字解”，介绍男性特有疾病以及不同年龄阶段的男性疾病治疗注意事项。部分为婴幼儿病患介绍。

女 字 解

女者妇女之病也，谓妇女所患之病有些与男性之患不同。

(一)

女病虽称妇科，不可一概而论。闺寡师尼另讲，妇指婚后妇人；
婴除生殖器病，其他病与男同。平常人的身体，各有强弱虚实，
然后再谈患病，先从老人提起，欲探老人病因，要问家庭历史：
生在封建社会，是否受过统治，封建压迫年久，造成顽固性质，
彼时欲起反抗，未能得到支持，久久郁郁成病，造成什么痼疾。
现在生活环境，是否有生子女，儿孙是否尊敬，是否经常惹气。
了解老人营养，舒心还是忧虑，欲晓她的经过，可由话中吸取。
老人之病虽繁，多数因于忧郁，老人气血衰弱，乃是一定之理，
有得慢性胃病，有得咳嗽喘息；头晕心悸气短，可量血压高低；
老年经水尚来，安老汤是可与，再若详细检查，是否子宫瘤癌。

(二)

少女年满十四，发育开始经行，行经之后变化，她与男孩不同。
根据发育规律，改变体态性情，初期经来无准，赶前错后等情。
有的经期腹痛，也有异形行经：两月一来并月，三月一见居经；
一年一次避年，一世不见暗经；每月衄血一次，此为经水逆行；
病因不月经闭，隐疾带下等情。

(三)

结婚后曰妇科，也生上条之病。除上所提病外，还要注意妊娠。
临诊之时先问，主要先问月经：例假走后期限，是否按月行经。
经期有无病变，前后有无痛疼；她诉逾期未止，问她过期日程。

若停两三个月，细究是否因病；停前经水正常，想到是否怀孕。
倘若有所怀疑，青蛙试验[1]探情；若无化验设备，脉法先诊少阴。
手少阴是心脉，寸至鱼际脉动，动脉摇摇跳动，无头无尾豆形。
足少阴是肾脉，尺脉滑利是妊，重手按之不绝，如珠流利之形。
还有一种妊脉，它是正常无更，而且无啥症状，经水数月已停。
另有民传诊法，中指本节侧中，跳动则知有喜，不动则知落空。
左大顺男右女，玄妙是在其中。另有检查方法，亦可作为证明。
乳头外圈色暗，乳头腺孔放松；饥时按其少腹，有块跳动不疼。
下腹两侧妊腺，表现脂肪瘢痕；阴道是否充血，择食厌味恶心。
以上这些参考，是否确定妊娠，如果稍有怀疑，渐治临时之病。
治病是医职责，妊娠不算是病，总以治病救人，要以随证施治。
用药切忌剧性，注意妊娠禁忌；养血安胎为主，多多慎重为宜。
倘遇必要之症，须知有故无殒。另有一种妊娠，经仍按月很准，
始终使人怀疑，猫儿胎是俗称。

（四）

说罢妇科概论，再谈闺寡师尼。想起封建社会，不顾人民生理；
封建家庭闺寡，尤甚更是师尼；嘲笑限寡改嫁，闺欲对相羞耻；
师尼闷迫庙内，稍异就犯清规；封建迷信限制，剥去自由心理；
不考新陈代谢，人体生活原理；压迫青春所欲，说成家规庙规；
忧思久久成病，渐渐成为痨疾。有的虚羸潮热，肺痨咳血经闭；
有的渐成癔病，隐疾不肯求医；隐曲丧失生命，可惜人生宝贵；
自从解放之后，这事逐渐消失。

笔记栏

“女字解”，介绍女性特有疾病以及不同年龄阶段的女性疾病治疗注意事项。

1 青蛙试验：20 世纪 30 年代使用的妊娠诊断方法。

内　字　解

内指外部看不见的病，谓内科。

内者是谓内科，只是大概说说。内科包括甚广，概谈看不见的：人体内脏各器，神经血管经络；筋骨肌肉气息，吸收消化病疴；一切机能障碍，百病皆由此说；内部一切病变，积留硬痛疙瘩。总之随证施治，笔难写尽内科。

笔记栏

"内字解"，对内科疾病进行简略概述。

外　字　解

外指外部看见的病，谓外科。

何种病算外科，眼见手能摸着。人体外部诸患，疱毒疮疥疔瘭；瘤癌瘊痣翻甲，马刀癣冻骨折；跌打损伤出血，软伤硬伤烫火；疫风汗斑皱裂，弹伤湿毒肤破；湿疹黄水疮痒，血风疮侵等情。外治包扎上药，内治阴阳分清。

笔记栏

"外字解"，对外科疾病进行简略概述。

三、望诊简介

形 字 解

形者身形也，谓人之身体形状正常、畸形或因病变形等。

形谓体之三形，畸形变形常形。正常身形之外，还有先天畸形；
后天身形改变，多是病变之因；初生畸形怪象，多是畸形精虫；
先天畸形发育，多是胎中受病；初生手足心溃，多是梅毒造成；
初生头大解颅，裂大不合命终；初生头大身健，将来一定聪明；
初生小头羊顶，尖顶呆傻残生；缺唇连指病指，切莫当作病称。

（一）

后天变形发育，多因后天失养。行迟齿迟语迟，囟颅合迟虚胖；
呆肥手足不长，缩脖拱肩鸡胸；有因护理不慎，造成其他毛病。

（二）

正常身形病变，再把大概谈谈。发育身形大小，先天在肾脑联；(脑垂体影响)

各有寒热虚实，强弱瘦胖各般；但是瘦人多火，胖人多水多痰。

（三）

吃山峡水多瘿，努眼四肢变弯。（甲状腺病 缺碘）

（四）

发育成熟太早，乃是肾经病变。（肾上腺瘤）

（五）

两腿行动太软，久久形成罗圈。（缺钙）

（六）

脚软不是脚气，罗锅不是受寒。

（七）

温泉齿黄鸦腿，不知是何病缘。

（八）

肢废口眼㖞斜，多因中风有关。

(九)

先天畸形难治,病变要找根源,随症调治针药,能使转危为安。

笔记栏

“形字解”,包含望形体、望头面的部分内容,观察患者头部、形体的强弱胖瘦、体质类型和肢体异常来诊察疾病。

容 字 解

容者肌容面色也,谓因病的影响而反映出的肌肤面色和舌色等。

(一)

容谓肌容面容,老少面色不同。黑白红黄性子,乃是一般俗称;
有因日晒变色,有因职业染熏,以上不算是病,再谈病因反应:
光泽若饮酒状,伤寒感冒表证;面黑晦暗身冷,水饮阴寒里证;
汗后灼热面垢,热郁内及温病;憔悴阴虚血燥,颧红如妆痨病;
风膀上身浮肿,眼睑心脏之病;腹膀单腹鼓胀,下肢膀是水肿;
上皮干燥曰癞,肌肤甲错瘀病;面色萎黄血少,小儿贫血疳成;
黄疸目睛皆黄,黄膀黄汗等情;温病误被火者,若熏之色是征;
温病欲愈之兆,眦黄睛清或聋。

(二)

舌色正常无病,再谈病因之征。表病舌白而滑,有苔多是里证;
里证舌苔程度,可分几种类型:一苔二红三厚,四黄五裂六皱,
七焦八如铁甲,动作完全失灵。干燥因津不布,流涎多因口疮;
里热口中不和,舌上片形黑影;舌淡口中和者,多是虚证之情。

(三)

眼是五脏精华,再把局限分论:眼胞肉轮属脾,白色属肺气轮,
赤脉火轮心脏,眼珠属木风轮,瞳仁水轮属肾,这是五轮古云。
雀盲肝经虚热,肾虚目暗失明;其他多属热证,平肝散瘀祛风;
滋阴清热泻火,局部用药引经。

（另外注意青光眼，千万莫用阿刀平，云翳出牛巩膜硬，拨云打眼手术精）

（四）

耳病多属肝肾，水不生木鸣聋。耳内热毒之证，耳脓臭水耳挺；
各种昆虫入耳，油灌使其退行；完物入耳之后，膘汁粘用麻绳；
倘被水泡胀大，罗丝针若开瓶；耳轮淡白贫血，焦皱红肿热证。

（五）

鼻部大体属肺，鼻衄鼻鼽鼻渊。衄是黏膜破裂，鼽是西谓窦炎；
鼻渊常流清涕，多因感冒风寒；脑漏鼻流臭水，脑有酸气之感；
酒渣肺经毒热，涕嚏麻疹流感；呼吸不畅鼻青，甚则鼻凹指绀。

（六）

口唇腔龈属土，而是脾胃所主，舌为心中之苗，牙为骨余肾主。
再讲牙齿神经，各部各经各属：前上四齿小肠，前下四齿心主；
上左边牙属胆，下左边牙属肝；上右边牙大肠，下右边牙肺经。
因何按经分位，便于用药引经；还有虫牙龋齿，穴内纳入糖精；
牙疳糜烂口臭，毒热多在胃经。

（七）

脱水腹泻霍乱，枯瘦直视目陷。
皮肤纵横成纹，腿肚蠕动抽筋。（俗称转筋）

（八）

毛发统称血余，是毛都算其内：血足毛发皆荣，干燥焦黄燥虚；
老人头发变白，颜面皱纹气虚；少年白发多热，或因气盛血微；
血燥湿毒脱落，阴虚毒热片缺；另有一种鬼剃，尚待研究真理。

（九）

儿科观察指色，先讲虎口三关；食指本节上数，风关气关命关：
一关轻二关重，三关险症难痊。欲知纹理主病，参考以下口诀：

口诀歌

红风紫是寒，青惊白是疳，
黑纹因中恶，黄者因脾端。

（十）

丹毒是赤游风，初起一片发红，渐渐扩大很快，四顺清凉有功。

（十一）

头面起一块红，黄圈块软色红，渐渐蔓延很快，高烧欲抽恶心，

放出恶血就好，啄刺针用三棱，若问这是何病，现在还未弄清。

（十二）

烂喉痧症，猫舌色红，苍白口圈，疹弥漫红，加压褪色，健肤隙少，嗓子必疼。

（十三）

麻疹咳嗽，涕嚏泪流，丘疹渐大，有健隙肤[1]。（易感染）

（十四）

小儿急诊，突烧突起，见一两天，收没无虞。

（十五）

起犯瘙痒，古称痦瘟，风留肌肤，芄牛汤与。

（十六）

天花丘疹，同时而出，同时灌浆，同时没收，外圈红浸，中凸白头，正顶稍凹，浆是稍稠。（易感染）

（十七）

水痘不一，前后不齐，有痘才见，有痘已痂，很少红浸，灌浆很稀。（易感染）

笔记栏

"容字解"，包含望面部色泽、望舌色、舌苔、望五官、望头发、望小儿食指络脉、望皮肤的部分内容以诊察疾病。

动字解

动者动作也，谓因病的影响而表现出之动作。

（一）

动是人体动作，神经自卫始焉，特殊毛病例外，只讲病因表现：

1 有健隙肤：麻疹患者皮疹之间皮肤正常。这是麻疹皮疹区别于其他出疹性疾病的特征之一。

前部头痛拍额，块痛手欲捻捣；麻木捣以指甲，痒痒必使手抓；
眉棱骨痛眼皱，耳内痒想钻它；颜面左弛右斜，右弛口眼左歪；
项背反张头仰，天突难着下颌；腹胀膨膨欲拍，胸满憋胀捶拳；
落枕头难顾转，肩凝臂痛难抬；腹痛虚者喜按，实痛拒按怕拍；
腰痛手捣两侧，四个手指后排；少腹两侧疣痛，四指是向前来；
揪喉是嗓发紧，岔气是不敢咳；脊歪行若扭舞，走路手按膝盖；
髋痛难以正坐，股痛走道是歪；腿痛自然觉短，脚痛懒把地挨。

（二）

再谈病理变化，病证表现之理：
阳证扬手掷足，仰卧捣去衣被；

（扪之烙手者表热阳盛也，扪之无热者而是热在内也。）

阴证引衣自盖，而喜侧卧向壁；

（扪之发热者是热在外寒在内也，扪之无热者是阴寒也。）

侧卧佝身搂枕，中焦气虚之因；不卧支额抱枕，喘息气短之因；
还有喘息不卧，肺痈后仰依枕；前持气短咳喘，多是肺痿之因；
小青龙证不卧，表在里有水因；大青龙的不卧，表在里有热因；
左胁壅积右卧，左卧右胁饮存。

（三）

癫是颠三倒四，好像神志不安，行动语言无绪，自称神鬼缠绵，
有时清醒自如，俗说疯疯癫癫。（此为阴证。）

（四）

痫是间期而犯，期限无有定然，犯时突然卒倒，或作五畜表现，
多因惊汗受风，神经受了侵犯，胸膈停痰留饮，最怕气郁触犯，
犯时神经反射，排出很多湿痰，然后渐渐清醒，又像无恙一般，
治以镇静神经，舒郁而且化痰。（此为神经性痰症。）

（五）

狂是狂言乱语，狂走任意而游，有时殴打骂詈，或者逾墙上屋，
甚则不顾礼节，衣物随便乱丢，有时或歌或唱，有时大声疾呼。（此为阳证。）

(六)

狂犬病抽而战,怕水向光吹风,咬因是被疯狗,又名恐水病称。

(七)

破伤风抽背反,角弓反张后弯,足跟后屈对顶,形若半个罗圈。

(原因是破伤风梭菌感染,由脊髓液中检查不出菌来)

(八)

急惊因火生风,高烧呕吐头疼,角弓反张压紧,抽搐翻眼不明,
面赤指绀口紫,热厥现指尖温,抽过汗出欲愈,最怕汗后热承,
汗后烧仍不退,一定还要抽风。(此为阳为热。)

(九)

慢惊风病非惊,吐泻亡阳后成,或因内损亡液,筋无所养瘛疭,
亡阳四肢厥逆,而不发热面青,亡津脱水证现,潮热更是假症。(此为阴为虚。)

(十)

另有一种虚惊,弱儿受了惊风,邪侵身无抗力,阵阵发热神昏,
缠绵不已延日,抽搐之后没神,补正祛邪急治,否则日久归阴。(此为虚热。)

(十一)

说罢惊风,再谈脑炎:好像急惊,又不一般;脑炎传染,惊风不传;
说不一样,症有同点。惊风证候,以上几般,治法大概,各牛黄丸,
急强刺激,不离十宣;脑炎证候,有传染源,脑脊髓膜,或大脑炎,
检查瞳孔,视力消然,抓腹提睾,克尼格征,巴宾斯基,敲腱等探,
球菌西林,杆菌磺胺,滤过性毒,金氯症链,甚则输水,渐渐既安。

(十二)

老人气虚头摇,战掉手摇身颤。

(十三)

一般甲状腺病,也常有此病现。

(十四)

行走坐卧不定,想到百合病牵,默默意趣不乐,其状若有神灵。

(十五)

阳躁手足躁扰,循衣摸床谵言,瘟病热邪传里,邪热伤津致烦。

（十六）

阴躁挠挠不安，欲坐泥水之间，面赤舌黑而润，渴欲饮冷不咽。

（十七）

阳狂实热火痰，狂躁谵语而烦，伤寒邪入阳明，或因尿毒上犯。

（十八）

妊娠之期如痫，想到是否子痫，有因儿排毒素，有因闷郁风寒。

（十九）

产后鸡爪风抽，甚则紧闭牙关，有因血不荣筋，有因误受风寒。

（二十）

产后血晕昏厥，假死颜面青白，醋气熏鼻急救，继以调补气血。

（二十一）

产后血迷心包，歌唱逾墙瞎骂，体弱虚瘀上犯，自称神鬼负她；
产后失心之症，披发乱走而狂，血虚邪入心包，苦参朱砂定狂。

（二十二）

痉病口噤反张，牵直坚劲颈强，有汗柔无汗刚，柔汗失止瘛疭，
刚痉酌情汗解，二症皆用续命，有汗加以桂枝，无汗麻黄加用。

（二十三）

撮空症是为阳，治法散火升阳。

（二十四）

战汗汗前战闹，好像抽风之兆，虚人欲驱邪外，乃是邪正之交，
汗后人必虚弱，继续滋补养调。

（二十五）

筋惕血管里病，有时突突跳动，动静脉瓣不畅，血液忽闭忽通。

（二十六）

肉瞤筋肉自动，自想抑制不能，有因机能失运，异物刺激神经。

（二十七）

头角紫脉充动，向额走若蜒行，发作前头剧痛，蛐蜒翻是俗名，
针刺放出黑血，立刻就能见轻。

（二十八）

动气在脐四旁，上下左右而施，四症不可汗下，误治变证蜂起。

笔记栏

“动字解”，包含望姿态异常、望动态异常以及癫、狂、躁、痫、狂犬病、破伤风、急惊风、慢惊风、妊娠产后诸病、痉病、筋惕、肉瞤等疾病产生的不同病态特点。

态　字　解

态者神态也，谓神经性病而影响神态有无变化之论。

(一)

态字先讲正常，反常异常变常，以下讲这四类，一一分求其详。

(二)

正常平时一样，神经态度正常，虽然身患痛苦，神态未受影响。

(三)

反常多因气郁，俗话说改脾气。平时好动欢喜，病时好静忧虑；
过去性格很好，现在好发脾气；不是闷郁不舒，就是受过刺激。

(四)

异常先讲特异，神经质体质异，另有一种异性，是根教育关系。
特异不能算病，再把异常略提：耳听奇异声音，眼见奇异色物；
口觉奇异之味，鼻闻奇味异嗅；无人独言自语，说见妖鬼怪神；
自觉自身是两，病名叫做离魂；有做怪梦吐闹，有梦只守一形；
肝盛梦林大树，虚梦细草苗瘦；心热梦燃大火，虚梦灯亮光明；
他经也有奇梦，以供参考其情；有的夜梦鬼交，有患梦遗滑精。

(五)

还有一种癔病，歇斯底里西称，随其意想发作，发病时间不定，
自觉之苦很多，总之病属神经。有时自悲自笑，抑制兴奋变更；
有时思想心窄，有时不顾前程；有时局部麻木，有时觉若虫行；
有觉局部发热，有觉局部冒风；有时慓悸气短，有时胸闷心松；
有时胃中似痛，有时便赤或癃；不眠哈睡眼泪，有时呃逆嗳声；

有时懊侬欲吐，有时头迷嗡嗡；有时愁眉苦脸，有时悦笑无声；
此病笔难尽述，皆因内伤七情。

（六）

变常是病影响，也是神态变样：突变语无伦次，聪人变成糊涂；
健忘失眠嗜睡，有时触事易惊；不喜见闻之事，惕惕忌闻木声；
闭户塞牖浊处，妊娠厌食欲呕。

笔记栏

“态字解”，包含神态正常、反常、异常、变常及其特点。

四、闻诊简介

嗅 字 解

嗅者谓鼻嗅之味。

（一）

嗅谓鼻闻异味，医嗅患嗅两种。医家入院闻臭，须查环境卫生，
入室若闻异味，病室是不干净，患家堆积污物，阳光怎样通风，
有无粪便痰吐，还要检查蚊蝇，一家经常生病，皆因不讲卫生。
痢疾脓血腥臭，其他传染病情；有的停食口臭，肺痈胃痈吐脓；
肺疡咳脓腥臭，肺痨咳血味腥；铁锈色痰咸臭，大叶肺炎病生；
有的人出臭汗，狐臭汗在腋中；有人特别脚臭，多因不洗造成；
有的疮脓异臭，转矢气病可攻。另有虚证矢气，而无异臭可证，
治以升阳益胃，千万莫用三承。

（二）

患者自闻有味，别人哪知其情，根据患者自诉，嗅觉有何变更，
究查何病影响，是何病变反应；或者不闻香臭，或是鼻塞不通；
是否伤风感冒，或是鼻腔肿疼；或闻异香异气，是否病嗅神经。

笔记栏

“嗅字解”，指嗅气味，通过嗅辨患者病室之气与身体之气以了解患者病情的诊察方法。

息字解

息者呼吸的总称也。古人定名谓一呼一吸，二者合一曰一息。

一呼一吸曰息，吸清呼出浊气[1]，欲知呼吸正常，一分钟十八息；
一息脉来四至，七十二至为宜。虚人疾呼者死，原因亏损元气；
倘若呼吸困难，浊气排不出去，鼻凹唇甲变色，绀紫甚则青黑；
皆因吸多呼少，血液中毒之为；呼吸气急为喘，须辨阴阳虚实；
气息不律为促，而是忽慢忽急；呵欠是气不续，肺欲自救呵吸；
喘汗如油者死，气微无脉者危；表实无汗而喘，代偿功能是肺；
有的喘而汗出，恐有亡阳之虞。

笔记栏

“息字解”，指闻呼吸，诊察患者呼吸及病态呼吸的病因病机。

音字解

音者声音也，谓医家在临床上听到患者一切声音。

(一)

我国人多地广，各方口音不同。有的患语不懂，必须反复问清，
解清患者意义，然后进行医工，注意切莫误解，避免错误病情，

1　浊气：西谓吸氧排碳。

倘若实在难懂，想尽办法弄清，再行治疗为是，疾病才无盾情。

（二）

改音是改口音，而有两个原因，小儿久在外地，长大要改口音，除此情况之外，其他多是病因。

（三）

有因中风之后，有由高烧改音，有的突变声哑，会厌肿也变音。

（四）

有的久病音哑，无痛乃是阴虚，日久哑痨难治，营养滋水清金，渐渐慢慢恢复，只是延期回春；另有风伤会厌，嘶哑喉觉憋闷，这病自能恢复，铁笛丸也可吞。

（五）

语言呢喃声重，鼻塞说话囔声，除非黏膜发肿，即是感冒伤风。

（六）

语言音低气短，倦怠嗜卧懒言，不是伤寒直中，就是内伤真元。

（七）

语言先轻后重，里实气盛之证。

（八）

语言先重后轻，内虚气弱之证。

（九）

语言謇涩中风，舌根麻痹不灵，舌笨说话必慢，舌卷吐字不清，中风之后舌笨，常说半句一哼，舌本强直是硬，说话吃喝不成。

（十）

喉中辘辘是痰，气管发紧哮声，气管扩张气促，肺脏管窄吭吭。

（十一）

鼾声可分两类：阳明病和中风。阳明鼾多不眠，微寒身热额痛；中风鼾声昏睡，肺绝乃是古称。

（十二）

麻疹之咳狗呛，加味升麻葛根。

（十三）

疫嗽必回鸡声，千金苇茎汤吞。

（十四）

哮喘哈哈如笑，抬肩大喘甚凶，甚则渐变绀紫，若不急治命终。

（十五）

肺炎鼻翼扇动，有的拽锯嘶声，原因肺热肿胀，炎谓红热肿疼。

（十六）

暴喘邪在上焦，而是短吸短呼，胸间噎塞不散，陷胸重用瓜蒌。

（十七）

伤寒表实之喘，麻黄汤是应投。

（十八）

阳明经病之喘，治法宜与白虎。

（十九）

呕则有声有物，吐则有物无声，哕则有声无物，三个病状认清。

（二十）

呃逆虽为胃病，寒火食气之由：寒则温之火泻，气则疏之食消。久病虚弱之呃，元气将离之兆，若想恢复元气，丁香柿蒂汤求。

（二十一）

嗳气亦是胃病，嗳气嘈杂扰心，皆因胃酸过多，嗳气是胃酵氛。

（二十二）

嚏因鼻腔反应，神经自卫功能。有因异味刺激，有因感冒受风；异物侵蚀黏膜，涕嚏一并发生；久病忽得一嚏，阳气渐复吉称。

（二十三）

老人始言独语，自言自语嘟哝，此为真虚假热，觉热也是虚恙。

（二十四）

直音喊叫郑声[1]，邪气憋在胸中，发热大便干燥，凉膈散可酌用。

（二十五）

温病谵语二焦，而是心和阳明：心经谵语无汗，多汗谵语阳明[2]。另有伤寒谵语，是邪传入阳明[3]。

（二十六）

小儿夜啼腹痛，撮口是欲抽风，撮口脐风散治，啼以芍草蝉陈。

（二十七）

妊娠腹内儿哭，俗称谓之子鸣，把豆扔撒一把，一一拾起无声。

---

1 郑声：另有一种郑声病，而是只守一语，是正虚病，与此不同。

2 阳明：指中焦。

3 阳明：指胃、大肠。

(二十八)

腹中雷鸣寒气,酌以大小建中。

(二十九)

辘辘肠鸣是水,可以酌用胃苓。

(三十)

阴道矢气阴吹,益气养荣治虚。

(三十一)

大便矢气阳明,可以酌用三承。

(三十二)

还有虚证矢气,气虚陷下之称,治以升阳益胃,加减临时变通。

(三十三)

腹中一种异虫,说美食它答声,急将雷丸服下,虫即消灭不生。

笔记栏

"音字解",指闻声音,听辨患者口音、语声、语言、气息、呕吐、呃逆、嗳气、喷嚏、肠鸣、谵语、郑声、阴吹、矢气等各种声响以判断疾病病机的诊察方法。

诉 字 解

诉者主诉也,谓诉说患者的症状和痛苦,可分为两类型,即自诉和他诉。

(一)

自诉患者自诉,包括昔病今苦。先说得病原因,有了多年月数;
想想得病之初,有过什么痛苦;以后是变何患,现在什么痛苦;
是否新得病症,今觉怎不舒服。

(二)

他诉别人代诉,诉其新患旧苦。有的自病不觉,哑巴自诉不出;
有患神经病者,有的神志糊涂;有的昔病今亡,有患隐疾不露;
尤其儿科之病,全凭他人代诉。

（三）

另有妇女隐疾，天癸经前月后，赤白带下前阴，自己不愿说出，
一问面红过耳，低首一字不露，妇科转问婆母，或问本人丈夫，
女孩问其嫂嫂，或问生身之母，以上这种现象，而是封建残留。
如再不肯自诉，医需耐心说服，讲清病不三背，封建自然消除，
病情了解之后，再行医治方投。

（四）

另有一种怪性，入门看病认医。如遇陌生大夫，他即隐疾试医；
有啥病情不说，忍着痛苦不提；不管医技怎样，他叫你先猜谜；
给他诊对方治，否则甩手而去；出门怨言百出，埋怨大夫不会；
医若遇着此事，想法说服教育，倘未尽到责任，也是大夫不对。

（五）

注意诉者之说，是否愚贤明昧，揣其病之原理，分析清楚再治。

（六）

泡号皆非真病，思想落后造成，缺乏思想教育，没有政治灵魂，
本来没啥重病，入门哎呦哼哼，稍有一点不适，轻病自诉很重，
一则为了耍赖，二来为了歇工，医要说服帮助，为了团结批评，
使他思想扭转，增加生产做工，轻病酌情给药，无病解释批评，
原则一定掌正，按照真理执行。

（七）

另外还要注意，是否真有重病，不可一概而论，详细检查病情，
发现不是泡号，医治工作认真，尽到一切责任，避免错误发生。

笔记栏

“诉字解”，指患者对症状及病情进行自诉或他人代诉，以及诉说过程中不同类型患者的特点。

五、问 诊 简 介

旧 字 解

旧者旧有之病也，以下可分三种，即遗传性感染、既往症和现在病不是现在得的。

有无遗感可疑，了解家长前辈；前人花柳结核，今患应当考虑；
再问亲友街坊，环境生活影响；有无传染患者，有无感染症状；
是否已被感染，辨清是何症状；各病随证施治，必须做好预防。

（一）

既往得过何病，是何痛苦牵连；问他病期多少，或是病了几年；
经过怎样医治，是否还有缠绵；是否有时还犯，犯病是按季间；
犯时按月按日，或是有因即犯，还是按时而来，还是黑夜白天。

附气血注时歌，以供按时发病参考之用：

气血注时歌

子胆丑肝肺在寅，大肠在卯胃在辰，
脾巳心午小肠未，膀胱气血注于申，
肾酉心包在戌时，三焦在亥仔细寻。

（二）

旧病谓非新得，现在仍受折磨，旧时有无嗜好，有无痼疾病疴，
现在有无发作，感觉痛苦如何。

（三）

妇女旧病更多，有无癥瘕病灶；胎产有无困难，经血调与不调；
还是淋漓不断，还是久闭成痨；还是习惯小产，还是产后失调；
蓄瘀如狂痛块，桃仁承气消导；用此方时须慎，必须大便实燥；
产后失血过多，失补久必虚痨；产后伤食冷硬，久泄便成稀痨；
产后血虚浮肿，乃是水渗血络；当归散可酌用，切莫逐瘀消导。

(四)

小儿也有旧病,谈谈小儿病灶,小儿旧病之因,大人照顾不到。
有因不讲卫生,不干不净哭叫;蚊叮苍蝇满脸,影响孩子睡觉;
有的不节饮食,时常爱把病闹;腹胀拉稀跑肚,营养不良瘦弱;
有因误吃脏奶,面黄肌瘦疳痨;无烧消化不好,(朱君肝贼)可靠;
有烧之疳腹硬,消疳保童有效;小儿喜吃异物,胃热虫积之兆。

笔记栏

"旧字解",指问诊过程中,问诊既往史、家族史,重点强调妇科、儿科患者的专科既往史及其病机特点。

新 字 解

新者新得之病也,谓现在所患之病是新得的,无老病根的病。

(一)

急救突然生病,多有意外发生:卒死暴绝跌打,烫火枪弹炮轰;
刀伤破伤出血,内破外不见红;自缢溺水触电,车压马踩撞蒙;
硬物伤肌肉破,软物伤骨之型;摔折酒醉卧道,煤气冻死暴惊;
救死扶伤之法,参考急救书中。

(二)

急诊是谓急病,多是急剧病情:各种急剧疼痛,各窍出血暴崩;
内脏出血可怕,严重高烧抽风;吐泄霍乱中暑,昏厥痰厥中风;
惊厥气厥假死,食物中毒急症;酒醉卧途不醒,诸物误卡喉中;
倘遇误吞毒品,解毒催吐洗冲;一切急性传染,毒性痢疾等情;
肉中毒多犯脑,一切脑症抽风;还有妇人难产,开骨散可酌用,
服后仍然无效,急救医院可送。总之一切急症,急诊急救急行,
赶快跑到现场,切莫耽误苍生。

(三)

现在新病新得,没有旧病包括,提起新病很多,只把大概说说,

略举几例参考，以作指南之车。总要根据主诉，现患昔未得过，
只有现在痛苦，没有病根等魔，这病七情很少，而因六淫较多，
时疫暴冷暴热，感冒初生儿科。新病笔难尽述，只因新病太多，
根据证候之群，随证施治无错。

(四)

另有奇异之症，有些咱没见过，验方新编书中，是有奇病之说；
是否唯心论想，是否有人得过，总因病变影响，绝无邪怪之说；
一旦遇着奇症，定按病理揣摩，万症不出病理，医理是指南车。

笔记栏

“新字解”，指问诊过程中，问诊发现无既往病史的新患之病，常见于急诊急救患者。

因 字 解

因者患者之原因也，谓由什么原因而患的病，也就是治病必求本之法。

(一)

三因内因外因，还和不内外因，三因提纲述过，以下一一再分。

(二)

内伤七情所伤，总之中在精神皆因人喜怒忧，而和思想恐惊，
七情之病难治，药治还要调神，医兼说服解劝，使其患者安心，
改善生活环境，医治调剂精神，否则只靠用药，恐怕妄费婆心。

内伤七情歌

喜伤心包怒伤肝，忧思伤脾悲肺间，
恐则伤心惊伤胆，按经调治病能安。

(三)

外因多是六淫，外界侵入人身，风寒暑湿燥火，有形之病细分，
此病只依医药，忌口调养谨慎，没有神经病状，药治何必调神。

外因六淫歌

风伤卫来寒伤营，暑伤于气湿脾经，
燥是干燥伤津液，火犯神经定伤神。

(四)

不内外因怎讲，多是跌打损伤，外科西法手术，正骨古法特长。

跌打损伤歌

跌是跌倒堕炮揪，打是棍棒刑杖挨，
损是损坏内脏破，伤是外伤有破开。

(五)

饮食不节食毒，而不消化停留，或食生冷得病，还有食物中毒。

(六)

水毒引饮无度，汗尿不得排出，水泻膀肿黄疸，生水细菌侵入。

(七)

血毒血液不洁，多有肺呼不出，有因异质感染，肝脏障碍运输。

笔记栏

“因字解”，指问诊过程中，问诊找寻病因，包括三因(内因、外因、不内外因)、三毒(食毒、水毒、血毒)及其内容。

觉 字 解

觉者感觉也，谓患者自觉是怎么不适，和别人发现患者的病。

(一)

自觉自身痛苦，别人难以知情，医家一定要问，病理了解要通。
一问头部各症，眩晕或有头痛，或觉头昏脑响，或觉脑里逛荡，
或觉头沉麻木，或觉脑里嗡嗡；眼花雀盲干涩，马虎眼抽觉疼；
鼻塞鼻衄脑漏，鼻酸欲嚏不通；耳痛耳聋耳痒，耳闻异声耳鸣；
问口有啥异味，牙齿或酸或疼；咽喉有啥感觉，喉痒咽干嗓疼；
汗否觉热觉冷，麻木酸懒抽疼；沉软抽紧无力，大便利或不通；

有的虚实矢气，便干便血便脓；内痔外痔肛肿，下坠而数至圊；
小便或黄尿血，赤白淋证滑精；阴抽中痒疝气，肿痛或是不通；
梅毒下疳溃烂，偏堕七疝中痛；阳痿阳强早泄，二便少腹抽痛；
阴寒少腹冰冷，奔豚少腹撞胸。

（二）

妇女前阴诸病，医应耐心解清。白淫五色带下，湿疹糜烂滴虫；
阴茄阴菌阴冷，阴吹阴挺痒疼；经期准与不准，前后疼与不疼；
血色正与不正，多少有何不同；黑紫稠黏血块，异质渗渣经中；
粉黄稀薄色淡，淋漓不断不通；盆臀二便各症，奇梦鬼交流精。

（三）

男女胸腔之病，噎气憋气胀胸；胸腔积水悬饮，胸膈胁肋串疼；
有时上不来气，心悸气短心空；满闷呃紧抽舌，失眠心烦懊侬。

（四）

腹中自觉之病，膨胀硬痛便情；有物按之必硬，无物按之虚空；
有物敲之必响，无物气胀膨声；实痛拒按痛硬，虚痛喜按觉轻；
肠胃寒热之辨，可以喜食探情；内热渴则饮冷，口干漱水寒证；
内寒饮食喜热，内热思凉喜冷；内热喜饮热汤，同气相求之称；
喜食因缺营养，厌食因同食停；吞酸糟懊恶心，腹中局部各疼。

（五）

脐下右侧疼痛，注意盲肠之病。

（六）

还有一种食痛，而是食后腹痛。

（七）

痛后几阵即泄，泄后痛就减轻，伤寒病的能吃，食后即饿除中。

（八）

他觉别人发觉，患者哪知其情，特殊毛病例外，只讲病变反应：
患者不知痛苦，或者已说不清；别人看出之恙，了解患者病情；
患者昏迷经过，或因神志不清；中风诸昏不语，全凭他觉问明，
否则难以了解，医家哪知其情，尤甚小儿患者，全凭他觉才成。

笔记栏

“觉字解”，指问诊过程中，问诊患者的自觉感受和陪诊者的他觉感受及其具体内容。

六、切诊简介

三 字 解

三者三部脉也，谓脉者血脉也，以做检查人体血流动之形也。

（一）脉之起源

古人发明诊脉，颈侧人迎气口，复现足上金门，今切动脉桡骨，
古称左为人迎，右手亦为气口。

（二）三部脉定名

三部寸关尺称，两手腕部皆有：寸由关至鱼际，关在掌后高骨，
关至尺泽为尺，切时仔细摸求，平时切用三指，根脉尺上追求。

（三）三部分主十经定位歌[1]

左浮小肠胆膀胱，右浮大肠胃三焦，左沉心经肝和肾，右沉肺脉脾命门。

（四）三部浮中沉说

浮脉主表轻手得，脾胃中州宜缓和，重手得之沉为里，三六九椒是古说。

（五）反关脉歌

切诊注意反关脉，正位切之摸不着，一手反或双手反，腕前没有腕后摸。

（六）李濒湖二十七部脉名

浮沉迟数滑涩虚实，长短洪微紧缓芤弦，革牢濡弱散细伏动，促结代心

1 三部分主十经定位歌：此歌是由寸至关由关至尺的嘱法。

机碍循环。若想知道何脉主病，濒湖脉诀仔细钻研。

(七) 七表脉

要想了解七表脉，浮芤滑石弦紧洪。

(八) 八里脉

八里微沉缓涩，加上迟伏濡弱。

(九) 九道脉

虚促结代牢散细，长短都是九道意。

(十) 三余脉

三余脉是数动革，不在七八九道中。

(十一) 奇经八脉

奇经督任冲带，阴阳二维二跷，若问主于何病，脉经之上再学。

笔记栏

“三字解”，包括人迎、趺阳、寸口三部，寸、关、尺三部，浮、中、沉三部以及反关脉歌、二十七部脉名、七表脉、八里脉、九道脉、三余脉、奇经八脉的概述。

四 字 解

四者四纲也，谓之脉的四大纲领也。

(一) 四纲脉

四纲浮沉迟数，再把主病说说：浮主表而沉里，迟主寒而数热。

(二) 四至脉

一息四至平和，再来一至不多，平人四至没病，壮人五至无疴。

(三) 四时脉

春脉弦来夏脉洪，秋毛冬石无病情，四脉之中宜有缓，而知胃气在其中。

(四) 四险脉

四险促结代散，促结心肌障碍，代散心力衰竭，患者病是危险。

笔记栏

“四字解”，包括四纲脉、四至脉、四时脉、四险脉的概述及其临床意义。

七 字 解

七者七诊也，谓古有七诊之论。

（一）七诊

七诊乃是浮中沉，上下左右仔细寻，七脉之中应和缓，还须内有胃神根。

（二）底脉

底脉之说民间传，重手按之至骨间，若有底脉病能好，若无底脉命算完。

（三）根脉

根脉是在尺中寻，找至尺泽皆谓根，人若有根病能好，根寻不见命归阴。

（四）七绝脉

七绝屋漏与雀啄，虾游鱼翔与釜沸，弹石解索七绝脉，人若逢之有奈何。

（五）新病绝脉

两动一止三四日，三四动止应六七，五六一止七八朝，次第推来自无失。

（六）久病绝脉

五十不止身无病，数内有止皆知定，四十一止一脏绝，四年之后多亡命。三十一止即三年，二十一止二年应，十动一止一年促，更观气色变形证。

（七）怪脉

古有怪脉之论，两手如出两人，而是乍大乍小，去来不定等云，此脉古称邪祟,同学切莫信真。

笔记栏

“七字解”,包括浮肿沉上下左右七诊、底脉、根脉、七绝脉、新病绝脉、久病绝脉、怪脉的概述及其临床意义。

九　字　解

九者九候也,谓诊人患病之部位也。

(一) 九候病位

寸候胸上关脐膈,尺候由脐下至踝,左脉候左右候右,病随所在不病否。

(二) 九候至数

一败二损三为迟,四平五壮六数知,七疾八极九脱脉,阴阳吉凶揣可知。

笔记栏

“九字解”,包括九候病位、九候至数的概述及其临床意义。

附1　脉理诊断证侯结合说

医者在诊断工作中,脉理是有一定原理的,而且古人为了研究脉理,是费了很多脑筋的,其中免不了有少数唯心论法,希望查有不能实用之处,可摘掉不用,但是千万不可完全废弃,其中绝大部分是有科学原理的,我们应竭力细心探究,不可轻易抛弃祖国遗产。它在诊断上,以脉证症是有参考价值的,不可不去研究(不可仅仅按照西医书中说的桡动脉检查人体血液循环的办法,一分钟七十二跳为正常)而轻视祖国遗产。虽然,它有如渊似海的奥妙,研究起来很难,希多探究。

我的工作经验情况,向同学们介绍一下。我在医务工作中,过去和现在,脉理是尚未学彻,脉的用法是以脉证症,而非诊脉知症。主要根据主诉,分析病的症候群,以脉考证病的表里阴阳寒热虚实,八法之病确定之后进行治疗。以此为原则。倘遇弄不清脉时,只依舍脉从症,或舍症从脉的办法。(现在我还怀着脉理不通之愧。)

附2 中西医合流诊断概说

中西之诊当合,目的只是一个,全是为了治病,没有其他异说。
中讲望闻问切,西讲视触叩听;中望而是望色,西是视字来用,
也是眼观面色,望视同时一个;中医不讲触诊,而以切字包括,
切字亦是两用,它与触差不多,西触包括切脉,中切诊脉按摸;
另外还有叩诊,闻切二字包括,中闻西听二字,两字字义相合,
中闻嗅息音诉,西听各音如何,听内心肺异音,听筒扩音是高;
体内各脏病变,宜凭X线照瞧;问诊同是一样,没有别的另说;
中依证候病群,西以化验中找,中西必须合流,学习互相提高。

附3 中西医在治疗中存在缺点和矛盾概说

现今存在矛盾,应该互相解决,中西存在缺点,应该赶快互学。
中学听X化验,西当脉诀来学,科学诊断是好,祖产亦莫丢掉。
建议西医同学,要知脉理奥妙:脉乃血脉正气,抵抗自卫之要;
气血为正为我,病邪为贼为寇,邪侵我体为病,正起抗之战略;
邪正相争症现,脉证显明之兆。脉证略举几例,以供合流参考。
表病伤风感冒,为何脸红发热,脉必浮洪而数,因正充向肌表;
里痛甚则脸白,正抗里证之兆,里病为何脉沉,也是正把邪讨;
脉数因热循快,脉迟因寒循弱,正是不易生病,正虚爱把病闹;
正是自然疗能,正健病自能好,用药非能治病,帮助疗能协调;
自然疗能无力,久久渐成病灶,总之体无疗能,怎么治也难好。
(病是治好的吗?病的好坏全靠正气产生的自然疗能。)

七、临床辨证

寒字解

寒者寒证也,谓人患的一切寒性病之表现。

（一）中寒

中寒是谓直中，非从由表传入，其症恶寒厥冷，无脉下利清谷，
吐涎腹中急痛，口鼻气冷阴抽。

（二）伤寒的寒证

伤寒原为表病，邪从阴化为寒，患者虚寒气弱，缺乏抵抗力焉，
外邪侵时正弱，使邪直入里边。太阴少阴厥阴，各经各症各现：
太阴腹满痛利，尺寸沉而咽干；少阴蜷卧肢冷，身若被杖痛感；
厥阴之症囊缩，吐蛔亦是因寒。

（三）积寒

积寒是寒积内，五脏六腑里边。寒性积证痛硬，中缩抽腰肾寒；
里寒过食生冷，食寒积胃肠间。

（四）痼冷

痼冷筋肌经络，多年顽固不散。痛痹患在各部，或痛处有局限；

多年寒腰寒腿，骨痛关节肿寒（西医谓阴性关节炎）；有时寒抽剧痛，有的受冷就犯。

（五）寒痰

寒痰若生肺间，俗语谓之肺寒，面色气冷咳喘，胸满而咯稀痰；
寒痰流注周身，关节痛结瘰现。

（六）水饮

水饮内蓄皆寒，胸膈肠胃之间。胸上蓄为悬饮，在胃懊侬吞酸；
恶心嘈杂吐水，在膈心悸若烦；在肠辘辘有声，水泻是无痛感；
水肿按凹起慢，气胀按凹立坚；水臌先肢后腹，先腹后肢欲痊；
风水胸上头面，它与肾脏有关。

（七）湿病

湿在筋骨着痹，湿在肌肉痛酸；湿在肠胃飧泄，湿在皮肤浸渗；
有的发生湿疹，黄水疮痒漫渐；湿在脚名脚气，脚肿趾缝破烂。

（八）阴结

阴结是不大便，而是下部真寒，千万莫用承气，宜祛下部之寒。

（九）阴躁

阴躁亡津之寒，躁扰手足不安，烦热欲坐泥水，口渴漱水不咽。

（十）寒晕

寒晕阵阵辟地，少阴腹痛心悸。此病应当怎治，真武汤吃几剂。

笔记栏

寒字解，指表现出以寒冷为特点的证候，包括中寒、伤寒的寒证、积寒、痼冷、寒痰、水饮、湿病、阴结、阴躁、寒晕。

热 字 解

热者热性病也，谓人体因一切的热而发生病变。

(一) 伤寒之热

伤寒由表入里，毫毛皮肤而肌，一经深入一经，太少阳明之谓；三阳治时失宜，邪入三阴传里，传经入里为热，犯脑糊涂谵语；内热伤津便难，下之存津承气，烦躁口渴便赤，思水饮冷揭被；注意稀粪旁流，热深四肢厥逆。

(二) 温病之热

冬伤于寒病温，或因冬不藏精，因虚邪伏于内，蕴蕴日久病成，再感四时疫疠，来由口鼻途径，上焦中焦下焦，一层深入一层。多在春起发病，俗名叫作春温，发热而渴不寒，汗已灼热是症；延至夏月生病，暑温是得其名，蒸蒸而热有汗，再误汗之暍成；秋时天若过暖，秋燥风温病成，此病咳嗽暮热，甚则痰中带红；延至多天发病，冬温寒疫之称，温病最伤津液，治以解热清温；研究温病原理，凉散也要滋阴。

(三) 感冒之热

感冒风伤于卫，四时都有发生，而是憎寒发热，颜红清涕头疼，浑身酸懒或痛，咽痒咽干喉疼，嚏泪鼻酸眼胀，咳嗽鼻塞声重，多人突患此症，注意感冒流行。

(四) 疫病之热

疫者乃是疫病，沿门阖闾流行，此病原因有二，在天在人两种。在天四时不正，四时春夏秋冬，四季温凉寒热，反现疫病而成，有的发颐项肿，有的大头天行，大头普济消毒，发颐通圣防风；

在人是有秽气，今谓不讲卫生，人与人互传染，而亦蔓延流行，治以芳香解秽，藿香正气酌用，倘若热邪传里，解热攻下清中。

(五) 潮热

潮热阴虚之证，古云日晡潮热，热来无处不至，犹如海潮之情，俗称午后发热，鸡叫之后轻松，手足心热盗汗，咳嗽胸痛颧红，妇女日久经闭，或者成为痨病。

(六) 燥热

燥热津液亏证，口舌咽唇不润，枯涩涸干皲裂，劲揭柔痉盲昏，躁扰心烦不安，治以清热生津。

(七) 火郁

火郁身烧无汗，不恶风也不寒，扪之身若燔炭，火郁发之即散。

(八) 白虎证热

白虎阳明经热，五大是其症征，大热大烦大渴，大汗脉大而洪。

(九) 毒热

毒热多发局部，包括红热肿疼，而是发无定处，而作疮疖疽痈，若不急治消解，久而不消化脓。

(十) 头热

头热头痛头晕，有时发热恶心，有的但头汗出，头角血管胀筋。

(十一) 脑热

脑热脑汁必胀，甚则囟门突出，有时昏迷呕吐，高热不退必抽。

(十二) 血热上冲

充血血热上冲，酒后暴怒发生，冲血性的假死，都是颜面潮红。

(十三) 脑血热(脑充血症、溢血症、出血症)

脑血热病可怕，多因血管硬化，充血剧痛昏迷，溢血昏睡鼾大，一旦发生出血，一定决死无差。

(十四) 咽膈热

咽膈热在上焦，凉膈散方可靠，咽膈一切实热，便干溺赤亦消。

(十五) 五脏之热

心热多发谵语，喜笑热在心包；肝热而胁患痛，肝肿右胁下摸；脾肿左胁下痛，拒按而硬怕捞；肺热咳痰黄黏，或带血丝痰稠；胸痛咳脓腥臭，是否肺痈破了；发热痰如铁锈，大叶肺肿之兆；肾热影响排尿，浮肿尿量减少；热盛小便黄赤，腰痛或肿尿遗。

(十六) 六腑之热

胃热龈肿口燥,牙疳口臭病闹,口舌生疮唇裂,饮食入胃即吐,胃肿之痛怕按,胃痈吐脓勿药,溃疡吞吐酸水,而是消化不好,有时心中烦热,口渴饮凉悸跳;十二指肠溃疡,不喜过饥过饱,平时好吃零食,少吃多餐法妙,小肠之热病变,腹内烦痛热灼,有时欲吐不吐,想泻又泻不了,肿痛亦是畏按,触之腹是发热,肠管肿硬一块,食物流通不了,如果肠管堵塞,阵阵腹痛哭叫,痛着一处不移,最畏别人按摸,最怕肠壁穿孔,渣杂流出肠道,腹胀如臌剧痛,颜面苍白汗滔;再谈大肠之热,多是大便干燥,老人津亏便秘,不能列入这条,大肠之热火泻,暴泻饮冷高烧,或泻溏黏稠液,次多拉的很少,硬痛不移怕按,燥屎堵或肿了,肠痈溃后便脓,脓尽自然能好,痢疾之便脓血,里急后重或烧,痛在下腹左侧,直肠硬痛抽腰,最怕毒性痢疾,突然昏厥高烧,有的尚未泻痢,这病更为险要,若不急治得当,生命一定难逃,盲肠肿痛摸误,下腹右侧病灶,有的发生后侧,腰肌是怕触敲,痛多连及右腿,喜蜷不喜伸着,再谈脏毒下血,便时屁若鞭炮,瘟毒下泻黑血,或者下如鱼脑,肛门生毒起痔,全是热毒证灶,有患协热下利,稀粪旁流病闹,有患阳明谵语,皆因屎毒犯脑;还有导赤散病,它是膀胱热灶,口糜便赤淋痛,或是肿于尿道;胆经有热嗜眠,或是懊侬虚烦,胆汁上溢口苦,胆汁渗血黄疸,若因胆管堵塞,必是白色粪便;三焦难以定位,古称有名无形,究竟是指何物,古今尚未弄清,先贤说法不一,未定何脏物证。上焦中焦下焦,古今流传定名,民间流传部位,胸上脐下胸中,上焦膈上至首,中焦膈下脐平,下焦脐下少腹,按这部位定名,包括内脏各器,热是火热肿痛。

笔记栏

“热字解”,指表现出以温热为特点的证候,包括伤寒的热证、温病之热、感冒之热、疫病之热、潮热、燥热、火郁、白虎症热、毒热、头热、脑热、血热上冲、脑充血症、脑溢血症、脑出血症、咽膈热、五脏之热、六腑之热。

虚 字 解

虚者正虚也，谓人体之诸虚百损应补之症。

(一) 体虚

虚是人体正虚，虚则百病侵袭，犹如善人无力，贼寇来把他欺，祛邪莫忘养正，治病必顾元气。

(二) 伤寒的表虚

伤寒表虚汗出，脉缓发热恶风，桂枝汤是主治，还须头项强痛。

(三) 感冒的表虚

感冒也有表虚，而是汗多淋漓，但是表证不减，疏邪实表汤与。

(四) 无热的表虚

无热表虚有汗，而是最恶风吹，玉屏风散能治，气短多用黄芪。

(五) 身痛的表虚

还有表虚身痛，而是表虚里亏，镇痛之剂不效，小建中汤加芪。

(六) 神经性表虚

神经性的表虚，六月还穿棉衣，闭户塞牖怕风，见风气短心悸，治以桂枝白术，黄芪龙骨牡蛎。

(七) 里虚

里虚是谓内虚，包括内脏各器。心虚血行无力，触事易惊而悸；胆虚常患失眠，或突闻声畏惧；脾虚不得消谷，脾倦哈睡眼泪；肺虚胸腔气短，痨嗽接不上气；肾虚梦遗滑精，常常腰腿无力；还有肝脏之虚，静脉运输无力，壅在右胁发病，或闻木声惕惕；胃虚食后倒饱，肠虚蠕动无力；膀胱虚则失禁，松弛括约之肌。

(八) 气虚

气虚是亏元气，包括卫气呼吸，元气虚必身弱，心空气短身屈，卫虚全身无力，气少呼吸减低。

(九) 血虚

血虚即是血亏，血管营养不及，血少心脏加速，而称虚性心悸，人体循环需要，供应不足被催，面唇皖白贫血，疲倦心跳瞤惕；

还有一类血亏，患者久不更衣[1]，有因妇人产后，
有因年老津亏，通幽汤可加味，四物重用当归。

（十）阴虚

阴虚即谓津亏，发热潮热蒸充，有时五心烦热，日晡午后酉中，
盗汗睡来醒没，全身软弱无能。咳嗽肺痨咯血，阴虚火灼肺金，
治以养阴清肺，或以百合固金；久热小便赤涩，也是津亏造成。

（十一）阳虚

阳虚多现恶寒，自汗阳虚亦然，真汤不是阳痿，而是命门火衰。

（十二）虚痞

虚痞痞满无物，心空插手冒心，膨闷而是喜按，饭后倒觉轻松，
伤寒太阳证在，汗多心悸桂枝。

（十三）虚胀

虚胀腹胀膨膨，时胀时减是症，俗谓脾虚腹胀，治以利气健中。

（十四）虚痛

虚痛是谓腹疼，按之倒显见轻，一切虚痨腹冷，治法可用建中[2]，
本方加入黄芪，能治表虚身痛。

（十五）房后虚痛

房后虚寒腹痛，或连少腹抽腰，中缩阳物抽入，痛甚面白汗泡，
内服小建中汤，姜汁灌入尿道。

笔记栏

"虚字解"，指以正气虚弱为主要特点的证候，包括体虚、表虚、里虚、气虚、血虚、阴虚、阳虚、虚痞、虚胀、虚痛、房后虚痛。

实 字 解

实者邪实也，谓人体之弱而邪客之病，也谓实则泻消之。

1 更衣：指排大便。

2 建中：指小建中汤。

（一）实邪

实邪多因正虚，或因未做预防，一旦邪侵入体，邪来客之不去，
侵在人体各部，正气欲去包围，将邪围在体内，形成留滞壅积。
泻实莫忘顾正，必须保着胃气，桂枝汤之啜粥，而是顾及胃气；
承气下之存津，必须有转矢气，气实之时急下，千万莫失良机；
挠脐硬痛脉实，便实便硬便结，手足濈然出汗，口渴狂乱谵语，
下之热随邪去，无热伤液津溢，一旦当下失下，延日正气必虚，
再想排去实邪，必须先养正气，正气恢复之后，而后再把邪去。

（二）伤寒的表实

伤寒表实无汗，麻黄服之当然，头身腰骨节痛，发热恶寒而喘，
脉浮紧为八症，麻黄汤是正治。

（三）感冒的表实

感冒表实不汗，鼻塞声重身酸，头痛发热咳嗽，疏表汤服而散。

（四）表不解里有水

表不解里有水，小青龙汤可吃，咳唾喘息不卧，而是解表行水。

（五）表不解里有热

表不解里有热，大青龙汤可喝，症状好似白虎，不像那之汗多。

（六）表不解而如疟

表不解而如疟，往来寒热之兆，桂枝麻黄各半，太阳如疟必效。

（七）表不解内虚

表不解而气虚，不能驱邪而去，欲想助气祛邪，新加汤是可与。

（八）表不解经有寒

表不解寒在经，邪从阴化太阴，发表温经之剂，麻黄附子细辛。

（九）表病在内夹症

表不解的内夹症，须办何症在其中，夹杂何病加何药，不可只顾表病情，夹虚夹寒加温补，夹食夹热加消清，比如柴胡桂枝汤，太阳夹在少阳中。

（十）温病的实邪

温病之邪谓之贼，乘人虚时侵伏内，虽然当时未发病，当时是缺抵抗力，蕴蕴日久而成热，又感四时不正气，外邪再从口鼻入，里应外合而病起，上焦中焦而下焦，一层深入一层里，上焦可用银翘散，中焦普济消毒饮，下焦伤津多便秘，增液汤是可酌与。

(十一) 里实的三承气证

里实欲用三承，症状亦分三类：调胃满而未硬，小承硬满未结，
又结又满又硬，此证是大承气。伤寒急下之症，不出三个承气，
下时谨慎而用，必使有转矢气，倘若患者身弱，缓下采取润剂。

以下谈谈几个伤寒的急下证：(阳明急下证、少阴急下证、伤寒有宿食的急下证、伤寒的热盛津亏急下证)

(十二) 阳明急下证

阳明谵语不能食，胃有燥屎急下之，阳明病发热汗多，手足濈然急下之。

(十三) 少阴急下证

少阴病得二三日，口燥咽干急下之；少阴病至六七日，腹满便秘急下之；少阴病下利清水，色纯青心下必痛，此为协热下利证，口干燥者急下之。

(十四) 伤寒有宿食的急下证

下利脉滑而沉数，按之心下硬痛者，内有宿食不思饭，这病是当急下之。

(十五) 伤寒的热盛津亏急下证

伤寒病在六七日，目不了了睛不和，而无表证大便难，下之存津是此说。

(十六) 一般的宜下证

还有一种实病，腹胀不减而硬，腹痛拒按便难，也是宜下之证。

(十七) 太阳、少阳、正阳、阳明证

三阳经病传胃，阳明直传胃中，此是三阳传腑，与传三阴不同。
太阳经病传胃，各谓太阳阳明；少阳经病传胃，各谓少阳阳明；
阳明经病传胃，各谓正阳阳明。犹如万物归土，而不再传他经，
治以酌情而下，而是无有表证，仍存三阳表病，酌兼解表而行，
虽有这些规定，临证酌情变通，总之随证施治，切莫死守规程。

(十八) 五积

积乃有物推不动，成于五脏气血凝，气不行而血不运，血行滞涩蓄脏中。古人是有五积称，是指部位和病证：心脏之积名伏梁，而是病灶横在胸；肝脏之积名肥气，而是胁下有硬疼；脾脏之积名痞气，而是心下若盘形；肺脏之积名息贲，而是肺气向上冲；肾脏之积名奔豚，少腹若猪痛撞胸。虽然五积各有名，治以活血气先行，气行血活是定理，别被死规约束封，各脏之积随证施，调气活血和引经。

（十九）六聚

聚者忽聚忽散，成于六腑之间，邪气侵入腑内，时憋管道里边，
忽憋忽然而聚，忽通忽然即散，此病推之则移，无硬物堵之辨，
治以疏通邪气，与肠堵塞无关。

（二十）癥病

癥是有物有征，有物有块有形，辨清何物作怪，治酌缓急消行。

（二十一）瘕病

瘕是或有或无，或是来去不定，有症而无其物，瘕以假字定名。
内脏间隙障碍，或是管道毛病，发病时期不定，与痞有似相同；
有因六郁发病，有因触犯七情，有时感触犯病，有时无故发生；
犯否无有一定，治以祛邪养正，常言人体强壮，而是百病不生。

（二十二）痃病

痃是一种筋病，形若弓弦故称，少腹横一条硬，乃是横痃之病，
别处发现弦硬，考查是否筋病。

（二十三）癖病

癖者隐蔽不露，生在附筋着骨，或在内脏间隙，不易发现之处，
治以消通疏散，或者兼用针灸。

（二十四）七疝

疝气古有七疝称，是以病形起的名，寒水筋狐颓气血，不出寒血气结凝，寒则温之水应利，消坚活血气宜通，莫认规定只七疝，治在灵活掌握中。

（二十五）妇女下腹实证

妇女下腹之症，而无疝字之称，肠覃状若葡萄，行血不时而行，
石瘕俗称鬼胎，经血不来若妊，胞痹少腹汤沃，而是尿管不通。

（二十六）湿热下注的二阴病

另有湿热下注，前后二阴病生，前阴阴蚀阴挺，男人阳物溃疼，
睾丸肾中红肿，治之失宜化脓，除非梅毒为患，全是湿热下攻，
毒热侵之后阴，脏毒痔漏悬痈。

笔记栏

“实字解”，指以邪气亢盛为主要特点的证候，包括伤寒的表实、感冒的表实、表不解诸症、温病的实邪、伤寒急下证、太阳、少阳、正阳、阳明证、五积、六聚、痃病、癖病、七疝、妇女下腹实证、湿热下注的二阴病。

八、认症注意

表里阴阳解

表里阴阳者，乃是寒、热、虚、实、表、里、阴、阳的八法之中，四法则也。

在第八节中，论表里阴阳，但是这条中并未明显论出表里二字的意义，原因在上，虚、实条中已谈很多，以下之论，虽未明显论及表、里二字，而是在阴阳中包括。

(一) 天干的阴阳

天干本身为阳，配合人体内脏，配合脏腑上讲，其中又分阴阳。
甲木胆乙木肝，丁火心丙小肠，戊土胃己土脾，辛金肺庚大肠，
五行阴阳之论，癸水肾主膀胱，以经相为表里，脏腑配合阴阳。

(二) 五行生克补泻

相生木火土金水，相克金木土水火，为何来把五行讲，这条是为母子说；相生是谓母生子，相克是指另经克，母令子实是定理，莫忘子令母虚说；须知虚则补其母，实则泻子定无错，假若木实不受泻，兼泻心经症缓和；还有虚而不受补，我再举例说一说，假若肾虚不受补，一补容易生相火，治以应当兼补肺，麦味地黄为此设，六味丸中苓山药，是为防制土来克，以上略举一二例，临证细辨自明白。

附歌

凡治一经之症，先辨虚实和克。一经虚不受补，兼补其母必妥；
一经若不受泻，兼泻其子实则；依法治之不效，再我是否何克；
难症不出三法，补母泻子防克。

（三）地支配月说

地支本身是为阴，其中也有阴阳分，医家只论医学理，配合季月日时辰。春夏秋冬分四季，木火金水四时分；还有辰戌丑未土，三六九腊月中存；土旺各有十八日，七十二天四季分；正寅二卯三辰土，巳四午五六未存，七申八酉九戌土，亥十子在十一寻，腊月之土本是丑，这是地支大概云。

（四）地支配脉病说

地支概论说罢，再把用法云云，可用参考慢病，按经按月推寻，
四季弦洪毛石，土脉和缓必存。春得弦脉无恙，春得洪脉我生，
它是母病及子，肝胆虚了本身；春得毛脉克我，死在今日之云；
春得石脉生我，多在水日见轻。四季必须有缓，有土万物得生，
弦洪毛石无缓，克我之日归阴，慢病日久不死，多是土旺原因，
以上略举几例，其他次第推寻，倘遇久病不愈，可做参考方针。

（五）每日地支阴阳

说说每日地支，只谈日夜阴阳：日夜日中半夜，配合每日阴阳，
黑夜发病为阴，白天发病为阳，午至子阳中阴，子至午阴中阳，
戌至子阴中阳，卯至午阳中阳。此条仅供参考，表里气血阴阳。

（六）气血注时

子胆丑肝肺在寅，大肠在卯胃在辰，脾巳心午小肠未，膀胱气血注于申，肾酉心包注戌时，三焦在亥仔细寻，此条不是按经配，专讲气血注时云。古人说是气血注，怀疑是否指精神，有人按时而发病，作患是否注时经。我以此法治疯疟，按时发作似狂疯，参照按时气血注，治疟方中加引经，有人发作精神病，按时准犯按时轻，若按气血注时法，往往有效很见功。我今还是在怀疑，是指气血指神经。

（七）脉之表里阴阳

脉之表里阴阳，浮在表沉在里，数热阳迟寒阴，七表阳八里阴，
九道脉亦阴阳；奇经八脉亦分，阳跷阳阴跷阴，冲脉阳带脉阴，
督脉阳任脉阴，阳维阳阴维阴；寸为阳尺为阴，半阴半阳关中。

(八) 人体表里阴阳

人体肌表皮毛阳,内脏筋骨皆谓阴;六腑为阳五脏阴,头为阳来脚为阴;上肢为阳下肢阴,左为阳来右为阴;背为阳来腹为阴,气为阳而血为阴;动则为阳静为阴,有物为阳无物阴;男为阳来女为阴,其他阴阳研究分。

(九) 脏腑六经阴阳

五脏为阴腑为阳,又分三阴和三阳,六经皆以手足论,古来以此做主张。手太阴肺足曰脾,太阳足膀手小肠,手少阴心足曰肾,手焦足胆名少阳,足厥阴肝手包络,足阳明胃手大肠,此为手足阴阳配,是以脏腑论阴阳。

(十) 人体十四经说

人体十四经络,是指十二经脉,五脏六腑之经,先学十二经歌[1]。

十二经说十四,包括任督二脉[2],直行大枝曰经,旁行小枝曰络,各有各经定限,各经各络不挪,经路各有范围,绝无乱走之说,经经都通于脑,脊髓神经督脉,若欲使用针灸,要通十四经脉,针灸治病原理,刺激神经反射。

(十一) 伤寒论的六经

伤寒论的六经,是治证征而说,非按五脏六腑,也没手足名得,
只为临床症证,表里虚实寒热。太阳是指表病,阳明是为里设;
半表半里之病,而把少阳名得,邪从阳化三阳,而是壮人所得;
三阳略述大概,再把三阴说说。三阴病的来源,大致是有三个:
虚人得了表病　邪从阴化三阴;
三阳治之失宜　热邪传里三阴;
体弱伤寒直中　寒邪直入三阴。
另外还有坏病,多因症未认清,不是治之不当,就是耽误病程,
医要随证施治,见症临时变通。

(十二) 温病的阴阳

温病口鼻而入,也是有阴有阳,上焦阳下焦阴,中焦半阴半阳,
有因冬不藏精,有因冬伤于寒,邪侵之时身弱,当时未能驱散,
久久郁蕴成热,热郁内发始原,复感四时不正,邪从口鼻侵传,
上焦中焦下焦,一层一层下钻。

---

1 十二经歌:十二经脉歌李濒湖脉诀上有。

2 任督二脉:奇经八脉上的两个脉名。

(十三) 一般的病理阴阳

一般病证论阴阳,只把大概说几样:表病为阳里为阴,虚则为阴实为阳;热者阳来寒者阴,热邪入里阴中阳;寒邪客表阳中阴,热邪达表阳中阳;寒邪入里阴中阴,虚人积蓄阴中阳;壮人内损阳中阴,阴阳表里细参详;此为阴阳固定理,还须注意假阴阳;真阴不足火上溢,此乃真阴是假阳;真阳不足症似阴,此乃假阴或无阳;临证之时详分析,千万莫错认阴阳。

(十四) 阴阳易病说

另有一种阴阳易,它是男女互传的,伤寒初愈犯房事,女传男者名阴易,阳易本是男传女,男传女后男者愈,女者即病是阳易,房后女方没得病,男病复发女劳复,反来再讲阴易病,房后发否同一理,逍遥烧裩汤可与。

笔记栏

"表里阴阳解",指八纲辨证中的表里阴阳辨证,包括天干的阴阳、五行生克补泻、地支配月说、地支配脉病说、每日地支阴阳、气血注时、脉之表里阴阳、人体表里阴阳、脏腑六经阴阳、人体十四经说、伤寒论的六经、温病的阴阳、一般的病理阴阳、阴阳易病说。

合并兼传解

合并兼传亦是四法也,谓每在临床之上都要考虑这些原因。

(一) 合病

什么叫合病,而是几经合病,得时没前没后,也在同时发病。

(二) 并病

什么叫并病,而是先病一经,一经之病未罢,又并病了几经。

(三) 传经

什么叫传经,而是初病一经,一经之病已过,而又传入他经。

(四) 兼病

什么叫兼病,而是病乃一种,欲治现在之病,另病还在其中。

(五) 附说

以上合并兼传，治宜缓急而行，辨别哪经病重，必须先治哪经，
先宜急则治标，缓则治本后行，合并兼传勿固，总要临证变通，
医以随证施治，妙法是在其中。

笔记栏

"合并兼传解"，包括合病、并病、传经、兼病、附说。

真假格极

真假格极也是辨证之中关键四法也，谓此四法而在可疑之病时实有参考价值。

(一) 真病

真者不是假病，有病有证有征，脉症觉诉一致，内中没有盾情，
为了确定一病，必有症候群证。假若伤寒表实，必有麻黄八症；
欲知伤寒表虚，须有桂枝四症；少阳虽不悉具，应有一二三症，
口苦咽干目眩，再加柴胡四症；三承气的里实，必有满结痛硬，
脉应沉实有力，拒按硬痛挠脐。以上只举几例，以作参考真理。

(二) 假病

提起假病很多，认症切莫忽略，因我知道太少，只把大概说说，
猛看好像真病，细辨它是假痾。寒症漱水不咽，当知它是假渴；
里热喜饮热汤，同气相求之说；肾亏口干舌燥，上炎乃是虚火；
虚性牙龈出血，肾虚命门相火；津亏口唇干裂，津液不布不渴；
阴躁烦躁不安，口渴思冷不喝，欲坐泥水之中，脉迟真寒假热；
阳厥手足厥冷，而是指尖温和，此谓热深厥深，热微厥微之说，
乃是阴阳反化，阳极似阴之过；寒厥初病即厥，热厥渐渐而作，
阳厥误用热药，必起动血之祸；阴结大便结硬，肠内干燥津脱，
千万莫用急下，增液润肠等则；妇人产后便难，也是血液亏得，
有的产后虚燥，多由失血过多；妇人产后三症，便难郁冒痉说；

老人大便常硬，每隔数日之多，若是无何痛苦，误用下之必错；痨瘵潮热日晡，或兼五心烦热，骨蒸颧红咳血，夜间盗汗很多，此乃真阴不足，结核阴虚假热，此证虚不受补，治当滋阴退热；肾虚耳聋耳鸣，不肿不疼不热，突起眼冒金星，甚则虚汗沸沸；津亏小便赤涩，茎中痛感灼热，便时赤涩短少，千万别认是火；热结稀粪旁流，而是假寒真热；下利不是清谷，黏垢也是真热；老人失眠之症，而是心神衰弱，不睡并非不困，补养安神即瘥；下焦温病津亏，大便秘硬病得，无水停舟勿下，增液汤是可喝；还有一类假寒，大实大热积中，脉当实大洪数，而反沉细涩形，神昏体倦衣覆，现出虚寒之形，细查口燥唇干，便秘溺者等情，治要舍脉从症，临证细考辨清，切勿认成寒证，误投热药必凶；妇人热入血室，而是正在行经，血后邪乘虚入，夜则谵语昼明，或说夜则见鬼，千万莫认阳明，小柴胡汤去夏，加入丹皮桃红；假寒覆衣即暖，真寒厚盖不过；烤火虽然胸暖，后背仍如冰坨；假热乘凉即爽，真热蒸蒸而热；大热大汗大渴，白虎汤症无错；里热引衣自盖，而是外寒里热，须有口渴饮冷，热在骨髓之说；里寒揭去衣被，此是里寒表热，或是喜饮热汤，寒在骨髓表热；肺肾两虚之病，渴多饮多尿多，西谓糖尿病征，麦地芪味参杞；另外还有三消，上消引饮无度，中消善饥消谷，下消口渴便膏，三消皆非实火，而是津亏虚热，千万莫吃泻剂，只可添水熄火；除中吃多仍呃，寒用寒药治错，试试予以素饼，是者吃后发热；还有阴证发斑，乃是虚寒假热，淡红隐隐散见，迫起无根之火，皆因真寒伏下，十四建中可啜。

（三）格病

格乃谓之四格，寒热虚实之由：阴盛格阳于上，下寒虚火在头，身有真寒固冷，虚热在头浮游，颜面潮红若醉，或有头汗自出，俗称上虚下寒，尺沉而寸虚浮；阴盛格阳于外，表虚热而里寒，内有真寒固冷，虚燥格在外边，里寒喜饮热汤，表虚身痛出汗，脉是浮虚沉紧，黄芪建中可治；阳盛格阴于下，上有实热下寒，而是上身实热，自胫至足冰凉，脉是寸数尺迟，俗称上火下寒，只消上焦实热，下肢得暖自安；阳盛格阴于内，表热里有虚寒，表热不得外解，皆因内里虚寒，赶快补气温里，促使热从外散，倘若治之失宜，热邪传里难办。
(四) 极病
阴阳二极可怕，乃是阴阳反化，阳极火极似水，阴极水极似火。
阳极身冷近衣，四肢厥冷蜷卧，饮热同气相求，久睡神昏必祸；
阴极身热揭衣，甚则烦躁口渴，欲坐泥水之中，而是全身潮热。

笔记栏

“真假格极解”，指真病、假病、格病、极病及其概述。

正征主附解

正征主附者乃是认症的准绳、四法。

(一) 正气
正谓人之正气，也谓人体元气，所谓体之机能，也是人之卫气，
主要人体强弱，全凭人体气血，气血若是充足，就有抵抗之力，
先天之气在肾，后天之气在胃，人体各部全壮，百病不会侵袭，
一切疾病发生，都因人体正虚，另有不内外因，而是不在此例，
只要注意安全，意外灾害不会。
(二) 症征
征谓病之证征，是症就有证征，有病若无证征，无法定出病名，
根据病症候群，然后才知何症，还要根据主诉，自觉之症问明。
另有儿科哑傻，向亲护人探情，注意疯癫语乱，老人糊涂耳聋，
四诊检查仔细，脉症有无隐情，脉症觉诉一致，然后才定病名，
其中稍有怀疑，一定反复弄清，症认准再下药，绝无错误发生。
(三) 主症
主在方中症中，可分以下几种，要想断定一症，必有症群证征，
病症分门别类，认清哪是主症，何症何方主治，何药为主方中，
病在人体内部，或在局部身中，欲知何经所主，参看十二脉经，
欲知五脏所主，附在下边歌中：

附歌

脾主肌肉骨主肾，心主血来又主神，
肺主皮毛兼主气，肝主人体全身筋。

又附歌

病主表里阴阳，虚实寒热之称；
伤寒六经主病，在这八法规中，
主治汗吐下和，还有补泻温清；
方依何药为主，君臣佐使弄清；
假若小建中汤，芍药就把君称，
奇症若用奇方，医理也要辨通。

(四) 附病

附谓主症之内，症里附再包括，假若确定以病，另外附入病魔。
主症主方主治，按规医治是则，倘有一症附入，就把规则打破。
比如伤寒表实，麻黄汤是无错，如附咽淋疮衄，血汗寒的均可。
七种不许发汗，若误汗之必祸，总应随证施治，临证用药灵活。
古人方剂主治，症在汤头包括，古方也有加减，是为复杂病设。
我们每遇一患，罕见那么规则，比如伤寒表虚，桂枝四证备妥。
哪能那么规矩，万患难遇一个，真要只备四证，桂枝汤治无错。
倘若不很规律，另病附着几个，方药斟酌加减，必须灵活掌握。

笔记栏

正征主附解，包含正气、症征、主症、附病及其概述。

作者附说

以上这是八节，是我一人愚作，自知学识太浅，但愿给予改错。
希望同学修整，欢迎大众协作，只得依靠群众，力大必得人多。
恳请世隐贤能，阅毕批评指错，勿虑我能脸红，我的缺点是多。
作这参考资料，忐忑不敢出托，希予无情修改，加献您的心得。

我确深信大众，定能修改写作，一旦修改成材，人民健康快乐。

笔记栏

第一章共八个部分，记述了医务常识、工作范围、望诊、闻诊、问诊、切诊、临床辨证、认症注意的相关内容。

第二章

六淫病症

一、感冒门

概说

感冒伤风俗[说]受风，卫气失职被侵成，寒未适衣睡来覆，劳后酒后汗当风。

壮人无汗

九味羌活用防风，细辛苍芷与川芎，黄芩生地同甘草，三阳解表以姜葱，阴虚气弱人禁服，加减临时再变通。

汗多不解

疏邪实表桂枝芎，赤芍羌活白术同，甘草姜三合枣二，胶饴二匙共煎浓，加之朴杏能消喘，止汗黄芪腠理封，饱闷还须加枳桔，玄机能有几人通。

四时感冒皆效方

疏表汤治感冒风，豉芩羌防桔梗芎，苏前细草姜葱汗，满枳热母渴粉冬。

时行感冒

十神汤里葛升麻，陈草芎苏白芷加，麻黄赤芍兼香附，时行感冒效甚夸。

暑时感冒

藿香正气大腹苏，甘桔陈苓术朴俱，夏曲白芷加姜枣，感伤风障并能驱。

头痛鼻塞声重

川芎茶调散荆防，辛芷薄荷甘草羌，葱茶调服疏风肺，鼻塞声重头痛良。

感冒鼻生息肉

辛夷散里膏防风，白芷升麻与木通，芎细甘草茶调服，鼻生息肉此方攻。

鼻渊

苍耳散里用薄荷，辛夷白芷四般和，葱茶调服疏肝肺，清升浊降鼻渊瘥。

感冒巅顶痛和偏正头痛

清空芎草柴芩连，羌防藁升入顶巅，为末茶调如膏服，头巅偏正痛皆蠲。

感冒咳嗽

杏苏饮治风伤卫，杏仁紫苏前桔同，枳壳桑皮黄芩草，麦冬贝母和橘红。

感冒咳嗽活用方

（一）

参苏饮内用陈皮，枳壳前胡半夏宜，干葛木香甘桔茯，内伤外感此方施。

（二）

参前若去芎柴入，饮号芎苏治不错。

（三）

香苏饮谨陈皮草，感伤内外宜堪施。

实热者

防风通圣大黄硝，荆芥麻黄栀芍翘，甘桔芎归膏滑石，薄荷芩术力偏饶，表里交攻阳热盛，外科痈毒总能消。

胎前感冒

(一)

葱苏饮用二钱芎,三钱苏叶一寸葱,生姜三钱服见汗,无汗加醋厚被蒙。

(二)

葱苏饮服终无汗,而是表病风未散,古人治法四物汤,合用冲和汤表散。

产后感冒

(一)

益母姜炭黑豆炒,生姜童便[1]黄酒冲,汗多芍桂呕苍夏,腹痛元胡乌药同。

(二)

民传效方通肠散,屎瓜子秧晒干研,每服二钱黄酒下,服后见汗病即痊。

笔记栏

感冒门,记述了感受风邪后,各种类型(实人、虚人,胎前、产后)患者感冒以及鼻渊、鼻息肉、感冒头痛、感冒咳嗽等疾病的有效处方。笔者在原著中将本节"九味羌活汤"、"疏邪实表汤"、"疏表汤""藿香正气散""川芎茶调散""辛夷散""苍耳散""清空散""杏苏饮""参苏饮"及其加减、"防风通生散""葱苏饮""通肠散"用红笔标出。产后感冒处方(一)为笔者个人经验。

二、中 寒 门

脉沉弱、手足厥冷、息微、身倦、口噤不语。

1 童便:与下文"人粪""金汁"等,现已不用或极少用,为呈现手稿原始风貌,仍予保留,仅供阅读参考。

概　　说

中寒寒证最为危，温补攻之皆可医，理中四逆姜附等，轻须温散五积吃。

体弱、口噤、失音（阴寒呕利腹痛）

（一）

理中汤是理中乡，甘草人参术黑姜，呕利腹痛阴寒胜，或加附子总扶阳。

（二）

此方去附子加蔻仁，共为末蜜丸名治中丸，治一切寒性腹痛皆效。

挠脐寒痛

姜附汤中一两姜，一枚附子水莫尝，中寒口噤脐边痛，剧烈腹痛用此方。

四肢逆冷

中寒四肢逆冷，甘草附子干姜，或加丁香吴萸，胃寒改用煨姜。（下利清谷、脉沉细、但欲寐。）

温经散寒

五积散治五般积，麻黄苍芷芍归芎，枳桔桂姜甘茯朴，陈皮半夏加姜葱。

阴盛格阳

白通加人尿猪胆汁[1]，干姜附子兼葱白，热因寒用妙意深，阴盛格阳厥无脉。

1　白通加人尿猪胆汁：出自《伤寒论》。临证可灵活应用。

蛔厥

理中安蛔参术苓，乌梅川椒干姜生，热加黄连和黄柏，寒加附子又止疼。

三阴寒厥

回阳救急用六君，桂附干姜五味群，加麝三厘或胆汁，三阴寒厥建奇勋。

阴毒

伤寒阴毒正阳散，面青心硬四肢凉，甘草干姜大附子，引入皂荚加麝香。（此汤治直中的阴毒。）

身凉脉微的虚脱证

身凉脉微细不振，用药太过成脱证，急以麦味参温补，芪术苓芍附子用。

笔记栏

中寒门，记述了中寒出现的诸多证候及其治疗。笔者在原著中将本节“理中汤”及其加减、“四肢逆冷”治疗、“五积散”“白通加人尿猪胆汁汤”“理中安蛔汤”“回阳救急汤”“身凉脉微的虚脱证”治疗用红笔标出。

三、伤　寒　门

概　　说

伤寒外侵寒邪病，由表一层入一层，传经入里皆为热，直入三阴皆寒证，治疗及时迎刃解，治之失宜坏病成。

伤寒(麻黄、桂枝类方)

太阳病(表实无汗)

麻黄八症:头痛,身痛,腰痛,骨节痛,发热,恶寒,无汗,而喘。

(一)

麻黄汤中臣桂枝,杏仁甘草四般施,发热恶寒头项痛,伤寒服此汗淋漓。

(二)

升麻发表桂麻黄,升芷川芎甘草羌,杏防共咀槌妙法,豉加一撮引葱姜。(此方升麻少用或减去。)

太阳病(表虚有汗)

桂枝四症:发热,汗出,恶风,脉缓。

(一)

桂枝汤治太阳风,芍药甘草姜枣从。

(二)

桂麻相合名各半,太阳如疟此为功。

笔记栏

伤寒门(麻黄、桂枝类方),记述了太阳病表实无汗、太阳病表虚有汗的治疗。笔者在原著中将本节“表实无汗”治疗二方、“表虚有汗”治疗二方用红笔标出。

伤寒(葛根、白虎类方)

阳明本病(项背强几几)

寒邪传入肌肉之层非葛根不能解,故用葛根汤类治之。

(一)

葛根汤里麻黄上,二味加入桂枝汤,轻可祛实因无汗,有汗加葛无麻黄。

(二)

升麻葛根汤钱氏,再加芍药甘草吃,阳明发热与头痛,无汗恶寒均堪齐,亦治时疫与阳斑,痘疹已出甚无虑。

(三)

柴葛解肌解三阳,柴胡赤草芩芷羌,石膏桔梗引姜枣,无汗去芩入麻黄。

阳明经病

白虎汤证:大热,大烦,大渴,大汗出,脉洪大。

(一)

白虎汤用石膏谓,知母甘草粳米培,亦有加入人参者,躁烦热渴舌生苔。

(二)

如神白虎用人参,石膏知母麦味临,山栀甘草入姜枣,竹叶煎来引灯心。

(三)

竹叶人参草石膏,麦冬粳米半姜饶,津枯液竭心烦热,表里俱虚用此调。

笔记栏

伤寒门(葛根、白虎类方),记述了阳明病项背强几几、阳明经病的治疗。笔者在原著中将本节“项背强几几”治疗三方、“阳明经病”治疗三方用红笔标出。

伤寒(承气、柴胡类方)

阳明腑病

以下三方是为一切传里之症的实邪而设也,也就是说,万物归土而不再传之义也。

阳明腑病手足濈，酌情以用三承气，传经入里三阴等，临时用有转矢气，如见伤寒急下症，也不能离三承气。

(一)

调胃承气硝黄草，甘缓微和将胃保，不用朴实伤上焦，中焦燥实服之好。(满而不硬)

(二)

小承气汤朴实黄，谵狂痞硬上焦强，宜以羌活名三化，中风闭实可消详。(满硬不结。)

(三)

大承气汤用芒硝，枳实大黄厚朴饶，救阴泻热攻结硬，急下阳明有数条。(满硬结实。)

少阳证(半表半里 又谓腠理)

柴胡四症：胸胁苦满，默默不欲饮食，寒热往来，心烦喜呕。

(一)

小柴胡汤和解共，半夏人参甘草从，更用黄芩加姜枣，少阳百病此为宗。

(二)

此方之内加枳桔，柴胡枳桔治痞灵。

(三)

大柴胡汤用大黄，枳实芩夏白芍降，煎加姜枣表兼里，妙法内攻并外扬。

注：大柴胡汤用法，它是有小柴胡四症在。另外，小柴胡汤证是有胸胁满而不硬，大柴胡汤证是有胸胁满硬。

柴胡证活用方

双解饮用甘参陈，葛根柴胡半夏芩，呕茹胁青痰蒌贝，梨汁姜枣嗽味金。(金是寸果金)

笔记栏

伤寒门(承气、柴胡类方),记述了阳明腑病、少阳证的治疗。笔者在原著中将本节“阳明腑病”治疗三方、“少阳证”治疗三方用红笔标出。

伤寒(结胸类方)

心胸饱闷少阳停,若非结胸理自明,只用小柴添枳桔,不效合用小陷胸。

小陷胸汤

太阳误下成结胸,中焦硬满按不疼,半夏黄连瓜蒌整,或加枳实更有功。

大陷胸汤

小陷不效大陷胸,重按硬痛此方攻,硝黄甘遂三味用,结胸重症立即通。

实热结胸

燥渴谵语实结胸,心下硬痛当下攻,枳实硝黄柴芩朴,白芍桔梗瓜蒌中。

少阴、厥阴、阳明并病的结胸

六一顺气硝黄芩,枳实朴柴甘[赤]芍军,水煎铁锈三匙入,专下阳明少厥阴。(此证有发热。)

热结胸、气虚者

热结有热六一顺,无热黄龙汤硝黄,枳朴桔梗参归草,枣姜铁锈水煎汤。

水结

引饮过度胸胁满，此症俗谓水结胸，灯草木通消水结，身目发黄茵陈攻。

痰热结胸

解热下痰治结胸，苏子白芥三黄同，枳实膏蒌杏桔梗，甘草乌梅生姜冲。

水气结胸

结胸解结开通和，瓜蒌二陈枳实朴，芩连水结姜附子，寒去芩连加薤白。

寒水结胸

白散贝母桔梗三分，一分巴豆炒黑研，强人能服四分憋，弱者酌量往下减。

严重的水停心下之结胸

十枣汤用戟遂芫，后三味是等分研，壮人每服一钱半，十枣熬汤送此散。

大陷胸丸

大陷硝黄葶苈杏，为末蜜丸三钱重，甘遂为末一同服，量人强弱加减用，痰、饮、疝、澼[1]、癥、结、痛，痓、痫、龟背、偻、鸡胸。

笔记栏

伤寒门（结胸类方），记述了各种类型结胸的治疗。笔者在原著中将本节“小陷胸汤”治疗、“大陷胸汤”治疗、“实热结胸”治疗、“少阴、厥阴、阳明并病的结胸”治疗、“水结”治疗、“痰热结胸”治疗、“水气结胸”治疗、“大陷胸丸”用红笔标出。

1 澼：指肠澼。

伤寒（泻心类方）

（一）

[内]有热无饮心下痞，大黄黄连泻心吃，《千金翼方》有黄芩，三味煎汤治热痞。

（二）

恶寒不热心下痞，而无表证机能虚，芩连大黄加附子，附子泻心汤各与。

（三）

噫臭酵水心下痞，生姜泻心甘草参，芩夏连枣干姜与，腹中雷鸣水气氛。

（四）

误下虚盛心下痞，又虚又热胃迫急，甘草泻心芩连夏，参枣干姜雷鸣利。（利者泻也。）

（五）

少阳误下心下痞，但觉膨满无硬疼，半夏泻心芩连草，干姜大枣和人参。（本方加大黄治休息痢。）

笔记栏

伤寒门（泻心类方），记述了各种类型心下痞的治疗。

伤寒（发黄类方）

（一）

茵陈蒿汤主黄疸，阴阳寒热细推详，阳黄大黄栀子入，阴黄附子与干姜，亦有不用茵陈者，仲景栀子柏皮汤。

（二）

茵陈汤用大黄栀，五苓散入一同吃，湿热骨蒸黄遍体，煎服渐渐黄自失。

（三）

茵陈将军汤芩栀，身目发黄脉沉实，生姜灯心枳朴草，虚减大黄入腹皮滑石。

（四）

黄斑阳热自癫狂，脉数三黄巨胜汤，硝黄芩连栀膏柏，姜枣地浆和服良。

（五）

黄耳伤寒痛恶寒，项背强直如痉般，荆防败毒加辛芷，蔓蝉芩芍紫雪添。

（六）

伤寒茵陈退黄散，茵柴升通芩柏连，龙胆栀滑甘灯草，便实大黄虚参添。

（七）

日晡潮热额黑寒，腹水便溏女劳疸，四君白芍芪扁豆，或加猪泽姜枣煎。

笔记栏

伤寒门（发黄类方），记述了各种类型发黄的治疗。

伤寒（六经头痛类方）

（一）

太阳头痛发热恶，羌芎藁本陈半甘，防芷麻桂茯苓杏，热加芩薄生姜煎。

（二）

少阳头痛寒热呕，柴芎汤加二陈投，薄荷芎柴芩辛蔓，生姜三片食后服。

（三）

阳明头痛渴身烧，升麻芷葛汤可投，石膏川芎陈半草，薄荷生姜煎一碗。（升麻少用。）

（四）

太阴头痛苍术汤，中满不食腹痛肠，二陈芎芷白芍药，枳壳升麻三片姜。

（五）

少阴头痛细辛汤，欲寐厥冷欲寝蒙，芎芷二陈细独活，引用生姜煎一盅。

（六）

厥阴头痛呕吐痰，四肢厥逆吴萸煎，人参茯苓陈半草，川芎白芷生姜三。

笔记栏

伤寒门（六经头痛类方），记述了六经头痛的治疗。

伤寒（杂症类方）

热邪传里的太阴病

太阴脉沉小腹疼，桂枝大黄枳实攻，柴草赤芍入姜枣，喘满去甘加腹槟。

直中的太阴病（自利、吐蛔、动气、腹痛、呃逆）

自利不渴手足温，脉沉无力理中参，姜桂陈苓白术草，姜枣黄土入汤吞，动气奔豚白术减，食即吐蛔椒梅辛，呃逆丁香柿蒂用，熟附沉香磨汁浸。

奔豚

奔豚上气冲腹胸，从肾逐阴降逆汤，甘芍芎归芩生葛，李根白皮半夏姜。

两感

两感者表里双传之病也，如太阳和少阴、阳明和太阴、少阳和厥阴三义也。

冲合灵宝饮柴羌，葛芷辛芎生地防，膏芩甘草疗两感，煨姜黑豆枣神方。

溺结

小腹满结溺不通，导赤白术泽猪苓，栀子甘滑赤苓桂，生姜灯心盐少冲。

三阳合病

三阳合病即太阳阳明、少阳阳明、正阳阳明也。

三阳合病黄芩连，甘草白芍用水煎，发热银柴泻白术，赤苓利水陈半痰，太阳头痛加羌活，阳明葛根不得眠，少阳胁痛柴胡剂，斑烂青黛饮相兼。

发斑

三黄石膏芩柏连，栀子麻黄豆豉全，姜枣细茶朱砂末，表里三焦热盛宣。

斑烂

消斑青黛栀连犀，知母元参生地奇，石膏柴胡人参草，便实参去大黄易。

阴、阳毒

阳毒面赤咽喉疼，升麻鳖甲汤最灵，升麻雄黄归椒草，阴毒面青去椒雄。（这个阴毒是传里的阴毒。）

阴厥

用回阳救急汤、四逆汤（方见中寒）。

阳厥

(一)

四逆散芍柴枳甘,亦治腹痛郁拘满。

(二)

黄连解毒汤亦治阳厥。

(三)

实者可用六一顺(方见本书结胸间)。

二痉

刚柔二痉属膀胱,口噤如痫身反张,无汗恶寒名刚痉,有汗不寒柔痉详。如圣饮归芷防羌,柴芩夏草乌药芒,竹沥姜汁冲服妙,柔则桂术刚麻苍。(小续命汤酌用。)

蓄血

桃仁承气饮硝黄,桂枝柴青甘芍当,桃仁枳实生姜引,脉沉有力水蛭虻。

凉血(亦治胃出血及上出血)

瘀血加味地黄汤,犀丹陈草归地黄,赤芍红花和桔梗,藕节韭汁冲服凉。

衄血

鼻衄生地芩连炒,炒栀桔梗芎丹茅,犀角甘枣藕汁墨,吐去桔梗加阿胶。

格阳

回阳反本治格阳,甘草麦冬味炮姜,参陈附子蜜少许,腊茶葱叶七茎强。

亡阳

温经益元疗亡阳,四君白芍归地黄,附子肉桂生姜引,红枣糯米止汗方。

无阳

无阳再造甘芪参，桂附芎芍羌防辛，煨姜红枣加童便，夏去附辛如虎芩。

无脉

(一)

生脉麦味与人参，保肺清心治暑淫，气少汗多兼口渴，病危脉绝急煎斟。

(二)

虚烦无脉出闹汗，安神益智柴远连，参苓麦味归地草，知母竹茹姜枣煎。

戴阳

戴阳汗下元气伤，益元参附与干姜，甘麦味芍连芩母，姜枣童便葱白长。

撮空

肝热承肺撮空循，升阳散火归芍参，茯神麦冬柴芩术，陈草姜枣煮真金。

下痢

(一)

下痢脓血连胶汤，连胶芎归芍地黄，地榆甘梅磨京墨，身热柴葛参术姜。

(二)

白头翁汤治热痢，连柏秦皮一同吃，肠垢热深或下血，渴热即用此方治。

病后痢(伤寒病后久痢肠穿孔)

阴寒腹痛病后痢，三物桃花汤丸与，石脂炮姜炒粳米，水姜煎服脓血去。

久痢滑泻脱肛

泄泻久痢虚滑肠，大断下汤禹余粮，姜附诃蔻术骨脂，龙骨牡蛎矾陈苍。

狐惑

狐虫食肝阴唇肛，口唇有疮惑虫伤，黄连犀角桃艾叶，槐子苦参乌梅汤。

> **笔记栏**
>
> 伤寒门(杂症类方)，记述了伤寒所致各类杂病的辨证治疗。笔者在原著中将本节“四逆散”治疗、“二痉”治疗、“蓄血”治疗、“凉血”治疗、“衄血”治疗用红笔标出。

伤寒(瘥后杂病类方)

懊憹不眠

懊憹郁闷不舒散，反复颠倒无睡眠，皆因误下阳邪陷，栀子豉汤探吐安，吐后心烦并腹满，枳实厚朴服再添，气少原加炙甘草，呕吐姜汁是当然。

虚烦

梦寐不宁心惊烦，竹茹温胆汤参连，二陈枳桔柴香附，麦冬竹茹姜枣三。

汗下后热不退

汗下后热阴阳交，加减解毒汤连翘，栀芩柴葛羌知母，参防归地甘草梢。

脚气

瘥后下肢麻痹症，是否为现在西医书中说的脊髓前角灰质炎，待研。

脚气加减续命汤，二防麻桂二术羌，川芎白芍灯姜枣，风湿独活秘大黄，脉数减去麻黄桂，再加柴芩黄柏凉，牛膝木瓜腿脚软，脉迟附子虚参汤。

食积

食积调中饮为先，平胃健曲枳实连，白术木香姜草果，腹满硬痛桃黄添。

食复

呕宜半夏姜汁用，食后黄连枳实半，大便燥结硝黄入，虚烦竹叶竹茹清。

风复

六神通解石膏芩，滑石麻黄甘草辛，羌术芎苍葱姜豉，谵语实柴大黄吞。

劳力感寒复

调荣养卫芪术参，芎归羌防柴草陈，生地细辛葱姜枣，劳力感寒略加升。

劳神复

伤寒方好复劳神，益元养神归芍参，茯神麦冬前知母，升麻栀子红枣陈。

色复

汗后失调女劳复，逍遥参草连柴胡，犀地知母猥鼠矢，韭根姜滑竹茹枣，无热脉虚足冷者，茹连知柏犀地出，归术通草肉桂附，童便烧裩令汗出。

阴阳易

阴阳易病逍遥散，柴苓术草姜归薄，白术丹皮栀子入，引用烧裩起沉疴。

百合病

行走坐卧皆不定，百合柴胡知母参，甘地陈苓芍鳖甲，姜枣煎服效如神，口渴可亦加花粉，胸中血烦加桃仁，头有痛时芎羌入，饱闷须加枳桔行。

瘥后赤膈症

胸膈赤肿类伤寒，荆防败毒加芩连，元萎升芍凉膈散，针刺放血痛消安。

笔记栏

伤寒门（瘥后杂病类方），记述了伤寒瘥后各类杂病的治疗。

伤寒（妊娠伤寒类方）

妊娠阳明病

葛根证在不得眠，柴胡葛根升麻兼，大青山栀膏知母，葱白姜枣煎服安。

妊娠少阳病

妊娠少阳双解饮，芎苏柴芍知母芩，甘桔枳壳陈姜枣，胁痛青砂呕半前。

妊娠传里的三阴证

妊娠三阴脉沉实，酒军苏叶用可知，归芎芍陈腹皮草，枳壳桔梗姜枣吃。

妊娠发斑

妊娠发斑如绵纹，四物翘防升柴芩，人参白虎汤烦渴，斑见复隐倍人参。

妊娠中寒

胃气俗虚寒从阴，四肢厥逆吐泻疼，妊娠姜附用无害，连草沉香效通神。

附 海藏妊娠六和汤

海藏妊娠六和汤，四物为君妙义良，伤寒表虚地骨桂，表实细辛与麻黄，少阳柴胡黄芩入，阳明石膏知母藏，小便不利加苓泽，不眠黄芩栀子当。

笔记栏

伤寒门（妊娠伤寒类方），记述了妊娠阳明病、妊娠少阳病、妊娠三阴证、妊娠发斑、妊娠中寒的治疗。

伤寒（产后杂症类方）

阳明不眠

阳明不眠知竹葛，胸中烦满桔姜佐，麦冬竹茹栀味用，而添津液治烦渴。

少阳而呕

胸胁苦满呕少阳，随症加减柴胡汤，丹参柴芍芎苏草，陈皮半夏大枣姜。

斑烂、错语、心烦、不眠、发黄

错语心烦不得睡，竹叶辰砂知母兑，斑烂元参升蒡黛，栀子茵陈发黄配。

热入血室

热入血室夜必谵，恶露未净归地红，荆芥炒黑香附用，头痛桂枝赤芍芎。

热邪传里的三阴病

三阳邪传三阴经，大便沉实腹满疼，酒军四物丹柴草，香附焦楂姜炭从。

中寒

产后肢冷真中寒，人事不省口不言，云术四两酒煎半，服之奇效自欣欢。

产后虚痢

（一）

加减芍药汤黄芩，白术茯苓肉桂心，木香芪草同作剂，产后虚痢可煎斟。

（二）

推涤药过又攻伐，养脏复元四君加，白蔻炮姜炙栗壳，附子木香梅枣三。

产后痰迷

因痰昏迷语言乱，加味导痰二陈半，芩蒌枳桔白术星，姜枣竹沥姜汁串。

产后血迷

产后血迷逾墙骂，血迷心包逍遥加，桃仁红花苏木远，热加小柴研辰砂。

产后受惊如狂

二阴煎治心经烦，惊狂失语喜笑言，生地元参连麦枣，茯神木通灯竹甘。

产后误下伤阴的癫狂

误下伤阴作癫狂，定风珠生芍地黄，龟鳖龙蛎胶味草，麦冬麻仁鸡子黄。

产后蓄血如狂（壮实人大便硬者）

桃仁承气五般奇，甘草硝黄并桂枝，血蓄热结少腹胀，如狂蓄血此方宜。

产后蓄瘀的发狂(壮实人)

代抵当丸大黄硝,山甲夜明莪术桃,归尾红花生姜桂,发狂蓄血腹硬消。

> 笔记栏
>
> 伤寒门(产后杂症类方),记述了产后各类杂病的治疗。

四、温病门

无汗者为温病,有汗者为风温。

冬不藏精冬伤寒,伏入蕴蕴成热焉,再受四时不正气,热淫内发两相蠲,邪从口鼻而侵入,里应外合是其源,上焦中焦而下焦,一层一层往下传,阳旦汗后身灼热,风温热渴不恶寒。

清瘟活用方

(一)

清瘟败毒生地膏,犀角黄连栀芥芍,知母元参丹皮草,黄芩连翘竹叶招,喉痛豆根射干入,黑斑紫草归红桃,腰痛可加川黄柏,瘟疫头痛菊花饶,咳嗽贝母冬花粉,黄疸苍术茵陈蒿,腹满减去次生地,呕去丹皮山栀芍。

(二)

银翘散热渴不寒,银翘牛蒡苦梗甘,芥穗薄荷竹叶豉,苇茎煎汤服六钱。

温病(风温春温类方)

风温初感

憎寒头痛遍身酸,神解散用蝉僵蚕,连柏酒芩神曲地,桔梗酒蜜通车前。

众人一病

时疫流传病一般，荆防败毒枳苓减，加入升麻赤芍葛，薄荷牛子葱姜煎。

温居膈膜达原饮

（一）

槟榔厚朴草果仁，白芍知母与黄芩，再加一味粉甘草，柴胡羌活粉葛根。

（二）

夹疟再加赤芍母，大黄半煎姜枣吞。

春温热证

春温热病柴葛根，薄荷桑叶栀连芩，翘赤丹草盐知母，肝热羚羊胆草寻。

春温肺虚咳嗽

风温虚嗽桑薄荷，沙参杏贝连翘多，呛咳蒌皮苡仁米，喉痒玉竹糯米撮。

失音加射桔，郁热加粉橘栀，发热加芩栀通地骨，头胀加芦枳通草，痰黄加兜铃杷叶，阴虚渴加梨，潮热加石斛知母，燥风烧加绿豆皮一撮。

笔记栏

温病门（风瘟春温类方），记述了风温初感、时疫、温居膈膜、春温热证、春温肺虚咳嗽的治疗。

温病（暑温类方）

暑温

暑温口渴头痛烧，羌活葛枳汤可靠，人参白虎芩连地，清热解毒姜枣芍。

暑温疹

暑温发疹银地蝉，温热无汗有寒战，丹橘元参知母草，竹沥冬地汁解散。

暑温嗽

暑温风热入肺经，痰喘咳嗽杏橘红，郁金薏仁竹杷叶，膏贝翘草桑皮苓。

暑温咯血

劳伤暑温咯血痰，清解肺胃郁金丹，沙参胶贝膏通草，橘麦地薏桑荷藓。

暑温时疫（泄泻、疫痢）

时疫兼暑长夏有，人参败毒减前独，痛薷满苍通苓泻，柴葛五苓血军连。

暑温自汗出

人参白虎汤。

湿温

脉寸浮尺弱。

湿温自汗身重者，人参白虎汤加苍术。

笔记栏

温病门（暑温类方），记述了暑温、暑温疹、暑温嗽、暑温咯血、暑温时疫（泄泻、疫痢）、暑温自汗出、湿温的治疗。

温病（暑秋冬温类方）

暑温汗不出

暑温干烧不出汗，三物香薷银翘入，薷朴银翘扁豆花，头痛加入羌活投。

暑温邪入三焦

蔓延三焦舌苔黄，邪入气分三石汤，寒滑石膏银花杏，竹茹通草金汁姜。

秋燥风温（咳嗽）

风温但咳桑菊饮，杏翘薄芦苦梗甘，暮热犀元喘膏母，再加麦地玉竹丹。

冬温热病

冬温热病忌麻桂，赤芍玉竹栀白薇，桔草丹桑知母杏，雪水煎膏芩连配。

冬温入肺

（一）

冬温入肺用沙参，桑叶地骨丹杏仁，麦冬生地膏知母，甘草竹叶入灯心。

（二）

咳血加入栀芩炒，衄血藕节茅连犀。

寒疫

寒疫时行非伤寒，沿门合境病皆然，人参败毒初宜服，凉膈通圣里热痊。

笔记栏

温病门（暑秋冬温类方），记述了暑温汗不出、暑温邪入三焦、秋燥风温（咳嗽）、冬温热病、冬温入肺、寒疫的治疗。笔者在原著中将本节“秋燥风温”治疗用红笔标出。

温病(重于冬伤于寒者的方类)

温病谵语便秘

神昏谵语狂便秘,小复苏饮蚕蝉地,车通曲栀芩连柏,知母桔梗丹酒蜜。

温抽身痛

温抽身痛呕吐痰,芳香饮元苦参蚕,苓膏曲粉芩蝉蜕,陈皮荆芥酒蜜煎。

温痢

当归导滞芍车前,朴枳槟草入蜜煎,热加芩连血柏炭,里急军香温蝉蚕。

温热不退

阴枯血燥热不退,银胡清燥汤蝉蜕,柴芩陈甘天花粉,知母僵蚕大枣配。

笔记栏

温病门(重于冬伤于寒的方类),记述了温病谵语便秘、温抽身痛、温痢、温热不退的治疗。

温病(头面项腮喉类方)

温毒肿头面喉

温毒头面肿疙瘩,喉咽肿堵水难下,漏芦青叶元参桔,芩草翘蒡硝黄加。

颊腮喉肿

唇口颊腮肿咽喉,小清凉饮丹蝉蚕,地归膏银栀芩炒,泽兰紫草酒蜜连。

大头温

(一)

加减普济消毒饮,银翘荆蒡薄兰根,甘桔元蚕马勃芦,三四日加黄连芩。

(二)

若是耳前耳后肿,蛤蟆温用通圣痊。

蛤蟆温

(一)

颈项腮颐痛肿高,外敷水仙根须捣。

(二)

合入乳没四黄散芩柏连大黄,内服普济消毒好。

有表邪的大头温

发热恶寒头颈肿,枳桔羌防柴芩翘,芎芷荆射连蒡草,便秘军泻元参调。

笔记栏

温病门(头面项腮喉类方),记述了温毒肿头面喉、颊腮喉肿、大头温、蛤蟆温、有表邪的大头温的治疗。

温病(神昏、谵、狂类方)

阴暑夜烦谵

阴暑脉虚夜不安,烦渴舌赤时有谵,清宫汤连犀地麦,银翘竹叶元参丹。

神昏

清宫元参莲子心,竹叶卷心连翘心,冬心犀尖梨竹沥,神昏银菖荷叶金。

温邪入心包

湿温邪热入心包，神昏肢逆清宫调，茄根豆皮去连麦，煎送至宝紫雪膏。

邪闭心包

邪闭心包舌卷昏，内窍不通语无论，安宫牛黄丸承气，化入大黄面三金。

误下狂乱

误下如狂喘发润，熟地赭石归洋参，芩连蛎苓地骨用，热盛童便蜜膏军。

温毒发颐、烂喉痧

喉痧疹赤风热温，腮肿牙痛连翘银，防芎艽竹薄桑叶，射勃桔草咳杏陈。

笔记栏

温病门(神昏、谵、狂类方)，记述了阴暑夜烦谵，神昏，温邪入心包，邪闭心包，误下狂乱，温毒发颐、烂喉痧的治疗。笔者在原著中将本节“温毒发颐、烂喉痧”治疗用红笔标出。

温病(温病斑疹痧类方)

斑疹隐痉厥昏谵

温入血络斑疹隐，痉厥舌赤神昏谵，元参菖蒲犀银翘，煎金汁送牛黄丸。

风温发斑疹痧

风温发生斑疹痧，薄翘桑膏赤芍佳，桔梗杏草山栀蒡，疏斑加入枳郁金。

疹痧

痧疹升散清凉膏，升元柴葛芩赤芍，银翘牛蒡山栀草，僵蚕蝉蜕圣柳条。

记辛酉年温病斑疹痧经验方

瘟病初起银翘元，防葛花粉杏中黄，枳壳知母茅根柳，鲜地萝卜捣成汤。

斑疹活用方

斑疹升麻葛根汤，渴粉虚元咳知杏，烧虎秘承衄栀茅，
头痛菊花天麻芎，蚕蝉圣柳出不快，便涩导赤眼归地。

笔记栏

温病门（温病斑疹痧类方），记述了斑疹隐痉厥昏谵、风温发斑疹痧、疹痧的治疗以及辛酉年温病斑疹痧经验方（此为笔者个人经验）、斑疹活用方。

温病（血类方、下类方）

血燔[1]

太阴温热气血燔，去膝加元玉女煎，生膏一两知元四，生地麦冬各六钱。

吐、衄血、发疹

（一）

太阴风温血上溢，犀角地黄汤可煎。

（二）

发斑改用次生地，大青元参与牡丹。

1 血燔：营血热盛燔灼。

风温衄血

风温内蕴嗽衄血，炒栀元参芩连翘，郁金赤芍白茅花，犀角地黄丹皮炒。

喘促、痰壅、便实

喘促便实痰涎壅，右寸实大肺不清，宣白承气杏仁粉，蒌皮大黄石膏生。

笔记栏

温病门(血类方、下类方)，记述了血燔，吐、衄血、发疹，风温衄血，喘促、痰壅、便实的治疗。笔者在原著中将本节“风温衄血”治疗用红笔标出。

温病(下之不通、下后变症)

液少下之不通

津液不足下不通，无水停舟增液承，冬地八钱元参两，大黄三钱硝量冲。

正气虚下之不通

正气虚难用药攻，下之不通新黄龙，地归麦冬硝黄草，人元海参姜汁冲。

下后热不退

下后数日热不退，调味承气弱增液，大黄元参地知母，丹皮麦冬通里胃。

下后脉数咳

下后脉数清燥汤，冬地知母元中黄，咳嗽胶痰沙参蒡，桑叶牡蛎梨捣浆。

下后无汗

下后无汗浮脉现，洪数银翘汤宣散，银五翘三甘草一，冬地四钱竹叶半。

下后汗出

下后汗出当复阴，益胃汤主三沙参，冰糖一钱冬地五，玉竹炒香钱五分。

汗下后阳虚自汗

攻伐太过阳虚汗，六脉沉细四君芪，无脉口渴生脉饮，当归六黄酌量给。

> **笔记栏**
>
> 温病门（下之不通、下后变症），记述了液少下之不通、正气虚下之不通、下后热不退、下后脉数咳、下后无汗、下后汗出、汗下后阳虚自汗的治疗。

温病（吴氏方）

下后反痞（吴氏方类）

参附养荣白芍归，一钱人参三生地，干姜一钱七分附，白水三盅煎一杯。

虚烦谵语（吴氏）

吴氏清燥养荣汤，知母花粉生地黄，归身白芍陈皮用，甘草灯心共煎汤。

温痿（吴氏）

清燥二术参芪苓，连柏甘陈猪泽升，神曲麦冬柴五味，当归生地水煎浓。

温嗽（吴氏）

清燥养荣汤归参，知母花粉甘草陈，白芍灯心生地用，嗽重二母麦元参。

温邪里实（吴氏）

承气养荣知母当，白芍生地共大黄，枳实厚朴生姜入，大便燥实滑石芒。

心烦、不安、失眠（吴氏）

安神养荣汤茯神，当归白芍炒枣仁，生地桔梗远志肉，甘草龙眼肉灯心。

痰喘胸满（吴氏）

蒌贝养荣汤当归，知母花粉白芍随，瓜蒌仁炒川贝母，橘红水煎效最奇。

虚燥（吴氏）

（一）

柴胡养荣汤黄芩，生地白芍当归身，柴胡陈皮花粉草，知母姜枣水煎温。

（二）

战汗白芍当归减，加入海参能补虚。

夺气不语（吴氏）

吴氏人参养荣汤，人参归身生地黄，白芍麦冬五味子，知母陈皮甘草凉。

时疫膝胫腿酸（吴氏）

膝胫腿酸独膝椰，湿热通柏软苡苍，筋挛木瓜秦防己，红肿赤芍丹续姜。

笔记栏

温病门(吴氏方),记述了吴氏类方治疗下后反痞,虚烦谵语,温痿,温嗽,温邪里实,心烦、不安、失眠,痰喘胸满,虚燥,夺气不语,时疫膝胫腿软的治疗。

温病(杂方类)

湿温

湿温喘促肺气高,千金苇茎苡米桃,冬瓜仁加滑石杏,煮取三杯三服调。

寒温

弦细而濡湿寒温,午后身热用三仁,杏蔻苡仁滑通草,厚朴生姜竹叶心。

夜热

夜热早凉自阴来,青蒿鳖甲汤可开,知母丹皮细生地,热退无汗汗出来。

脉虚

三甲复脉甘润津,龟板鳖甲牡蛎分,麦冬阿胶芍生地,麻仁炙甘日三吞。

三阳头痛

太阳头痛羌川芎[汤],酒芩知母栀地黄,阳明葛根石膏豉,柴芩荆膏芎少阳。

泄泻

秽湿着里五气香,脘闷便溏脾胃伤,藿香陈皮茯苓块,厚朴腹皮谷芽苍。

笔记栏

温病门(杂方类),记述了湿温、寒温、夜热、脉虚、三阳头痛、泄泻的杂方治疗。

温病(余热不解类方)

头微胀、目不了了

(一)

余邪不解清络饮,鲜荷叶边鲜银花,西瓜翠衣鲜竹叶,丝瓜用皮扁豆花。

(二)

但咳无痰加桔梗,麦冬知母与杏仁。

(三)

咳嗽沉浊痰多者,半苓杏朴生姜加。

(四)

吐血不渴名暑瘵,清络饮加杏苡滑。

(五)

手足瘛疭暑痫动,清营钩藤丹羊加。

温病日久津枯

温病日久体弱,大便秘结津枯燥,元冬生地鲜首乌,这是增液汤名叫。

风温

伤寒汗已身灼热,而是阴阳俱浮脉阳寸阴尺也,自汗身重多眠睡,风温鼻鼾语难出。

葳蕤汤:蕤膏甘薇羌杏芎,青木香葛与防风。

附　肠热症

1. 三仁汤中杏苡蔻,半夏滑通竹叶厚。

2. 冬地三黄汤麦冬，芩连地柏元芦银。
3. 杏仁滑石汤杏滑，芩连朴夏郁橘通草。
4. 白虎苍术汤。
5. 苍白二陈汤。

笔记栏

温病门(余热不解类方)，记述了头微胀、目不了了，温病日久津枯，风温的治疗。

五、痘 疹 斑

有点无颗号曰斑，疹摸有粒斑平片；瘾疹是在皮肤内，烂喉痧疹红弥漫；天花同出同痂落，饱满浆稠顶微陷；水痘不是一同见，前后大小不一般；它比天花灌浆稀，或如清水易破烂；热入血分红痧粒，热入气分白痧现。

(一) 温病一般的发病规律

1. 发热三日

发热三日疹未出，咳嗽嚏泪鼻涕流，每天午后夜半热，或吐或泻或烧抽。

2. 初出三日

三日下午疹初现，先从耳后腮旁见，渐漫颜面头胸腹，早淡晚红脚后见。

3. 收没三日

脚出正旺面欲没，收没从上往下减，最后腿脚出透后，全身没后脚后痊。

4. 没后三日

妆没之后身必弱，还有余毒未散完，调节饮食安静养，千万切莫受风寒，温疹之期防传感，隔离预防切莫延。

(二) 麻疹护理注意事项

麻疹病程护理好，决无他症自然安，一旦护理不注意，其他病能易再染，倘有病变随症治，最危险的是肺间。

（三）一切的瘟疫病初感者

败毒散是茯苓草，枳桔柴前羌独芎，薄荷少许姜换葱，风加荆防虚加参。

（四）发热三日疹尚未见时

加味升麻汤葛根，荆防翘蒡桔元参，柴芩陈草通芍蜕，葱白微汗疹即身。

（五）疹出不透肌

孟氏治麻疹透肌，膏贝茹桑陈骨皮，赤葛荆蒡草归尾，枳壳桔梗薄荷随。

（六）风迎

疹出又没风寒迎，消毒饮内荆芥风，牛蒡甘草四般用，犀角可加此方中。

又方：麻出复没风寒触，急用升麻汤消毒，赤芍荆芥牛蒡草，葱白煎服疹又出。

（七）气虚

气虚毒盛疹出没，目闭无魂口不言，急用参连各半两，若减分厘病不除。

（八）春天

防风解毒荆防膏，知母升薄蒡连翘，枳壳桔梗通灯草，温暖不出急煎熬。

（九）夏天

栀子解毒有芩连，连翘牛子白虎兼，升麻防风赤芍草，大便不通大黄添。

（十）疹闭狂乱

清毒解表升芥风，芩连蚕蝉麻麦冬，白虎牛子连翘桔，疹闭狂乱心不宁。

烦躁麦冬渴花粉，嗽甚杏仁桔梗用，大热熏蒸肌肤燥，惊狂谵语服之清。

（十一）疹出不快

加味人参白虎汤，升麻牛子炒芩防，毒气本盛元气弱，出而不快急煎尝。

（十二）干呕

元参解毒甘桔添，芩防葛地炒栀研，竹叶灯心治干呕，或加木通与车前。

（十三）疹嗽

1. 疹初嗽

麦冬汤治疹初嗽，升麻葛枳赤芍凑，麦冬茯苓石膏草，圣柳芦根斑疹透。

2. 疹出嗽

麻疹已出烦渴嗽，泻心桑叶贝地骨，黄连连翘元参草，竹叶灯心银花友。

3. 疹没嗽

没嗽清肺消毒饮，冬防荆桑知母骨，花粉桔梗甘牛子，弱加元参竹叶引。

4. 疹后嗽

后嗽清金宁肺汤，橘红前草杏仁桑，黄连蒌贝甜桔梗，引用红枣共生姜。

5. 疹后嗽血

麦冬清肺二冬陈，二母牛子桑杏仁，桔梗兜铃石膏米，疹后嗽血效如神。

（十四）肺火嗽（疹没）

清金降火地芍当，苏杏芩连栀贝桑，膏蒌二冬陈苓草，疹没咳嗽元参良。

（十五）表热郁喉痛

表郁不宣喉肿痛，急服元参升麻汤，荆防升麻牛蒡子，元参甘草水煎尝。

（十六）里热喉痛

里热喉痛苦难当，凉膈消毒饮最良，荆防翘薄牛蒡草，芩栀灯心硝大黄。

（十七）疹毒喉肿

甘桔汤治喉肿焦，甘桔牛子与连翘，元神豆根黄芩等，疹出疹后毒火消。

（十八）喉痛失音

加味甘桔治失音，射干牛蒡与元参，连翘麦冬炒栀子，甘草桔梗共和均。

（十九）喉肿痛失音

加味凉膈治失音，薄荷栀子与元参，连翘甘草苦桔梗，麦冬牛蒡与黄芩。

(二十) 呕吐

竹茹石膏治呕吐,姜制半夏配茯苓,石膏煅过生甘草,陈皮竹茹共合成。

(二十一) 泄泻

初泻升麻葛根煎,赤芍二苓泽泻甘,已出作泻黄连解,芩柏栀子苓通全。

(二十二) 腹痛

腹痛加味平胃散,防风甘草升葛根,陈苍枳壳楂芽朴,生姜三片入灯心。

(二十三) 斑毒

化斑汤内白虎加,人参连翘蒡升麻,地骨甘草淡竹叶,斑疹红紫四物花。

斑斓消斑青黛饮,便实参去大黄加。

(二十四) 斑疹紫黑

大青汤中元大青,石膏知母栀通升,桔梗中黄烧过用,斑疹干枯黑紫红。

(二十五) 黑斑

黑斑紫草解毒汤,黑紫山甲蜜麻黄,犀蚕蝉蜕烧人粪,黄连牛子人中黄。

(二十六) 紫斑

紫斑解毒化斑汤,丹地木通归草蒡,草茸茜草知母远,犀角[1]山甲研末汤。

笔记栏

痘疹斑,记述了斑、疹、瘾疹、烂喉痧、天花、水痘、红痧、白痧的鉴别、温病发疹的一般发病规律及麻疹护理注意、一切的瘟疫病初感者、发热三日疹尚未见时、疹出不透肌、风迎、气虚、春天、夏天、疹闭狂乱、疹出不快、干呕、疹嗽、肺火嗽、表热郁喉痛、里热喉痛、疹毒喉肿、喉痛失音、喉肿痛失音、呕吐、泄泻、腹痛、斑毒、斑疹紫黑、黑斑、紫斑的治疗。

1 犀角:现临床用水牛角代。

痘疹斑(疹后类方)

疹后痢疾

清热化滞疹痢方,山楂朴草壳槟榔,归芍条芩牛蒡翘,青皮川连引生姜。

疹后伤食(泻)

解毒化滞荆防前,枳壳连翘茯苓全,黄芩桔梗同甘草,疹后伤食用三仙。

疹后寒泻日久

疹后寒泻木香散,参桂茯苓半夏攒,白术丁香肉豆蔻,甘草诃子木香研。

疹后身热

解毒散火连翘芩,知母牛子前栀仁,地骨荆芥木通草,毒攻热甚用元参。

疹后余毒

十仙葛根柴元参,芩连栀子茯苓陈,枳壳生地同为剂,疹后余毒效如神。

收没快(回紧了)

收没太速毒内攻,荆防解毒汤最灵,荆防芩连翘薄蒡,犀角中黄共大青。

收没慢

当没不没因虚热,潮热烦渴舌咽干,柴胡四物参竹叶,地骨知母芩麦添。

身热不退

疹已出透身壮热,化毒清表汤可吃,薄防翘蒡芩连葛,知母甘骨通元参。

疹落身热

疹全没落身发热，柴胡清热效通仙，柴芩生地赤芍麦，地骨知母姜灯心。

疹后喘满

疹后喘满毒内攻，肺热清气化毒灵，蒌前桑杏翘桔梗，芩连元参草麦冬。

疹后烦渴

疹没之后当安静，烦渴是因热未清，竹叶石膏汤参草，石膏竹母麦门冬。

盖痘疹方

痘毒方愈疹随发，加味消毒饮可夸，荆防牛蒡升麻草，赤芍连翘南山楂。

痘陷

贞元熟地当炙甘，参芍川芎六物煎，芪术肉桂名六气，痘疹塌陷气短安。

疹喘

疹出喘嗽旋覆花，升提下降白虎加，继用杏仁苦桔梗，或用桑叶白菊花。

神昏谵语

神昏谵语发斑疹，化斑汤用白虎加，元参三钱犀角二，粳米一合日服三。

斑出不透表

升麻消毒表斑疹，升葛芍甘蒡荆防，倍加犀角急煎服，表实三黄石膏汤。

瘾疹

瘾疹羌活饮相当，羌活芎前薄荷防，枳壳桔梗蝉衣蜕，连翘甘草赤苓姜。

疹出不透

解毒透疹赵氏传，麦冬贝母银翘蝉，桃杏丹皮荆芥穗，生地芦根可用鲜。

疹衄血

疹家衄血莫仓皇，毒从衄解妙非常，衄甚栀发灰鼻纳，内服犀角地黄汤。

赤斑夜烦

伏气热蕴三焦烦，夜烦不寐遍体斑，两脉搏数犀羚地，银翘菖蒲花粉元。

附说

以上专讲瘟毒，另外注意阴斑，它是散见肌表，淡红隐隐形然，
此是阴寒伏下，无根之火使焉，若服寒药立毙，十四建中汤安。

> **笔记栏**
>
> 痘疹斑（疹后类方），记述了疹后出现各类症状的治疗。

痘疹斑（痘疹一得方类）

清瘟败毒饮

治一切火热表里俱盛，狂躁、烦心、口干、咽痛、大热、干呕、错语不眠、吐血衄血。热盛发斑，不论始终以此方为主，后附加减法。

生石膏　大剂六两至八两，中剂二两至四两，小剂八钱至一两二。
小生地　大剂六钱至一两，中剂三钱至五钱，小剂二钱至四钱。
乌犀角[1]　大剂六钱至八钱，中剂三钱至四钱，小剂二钱至四钱。
贡川连　大剂四钱至六钱，中剂二钱至四钱，小剂一钱至钱半。
再加生栀子、桔梗、黄芩、知母、赤芍、元参、连翘、牡丹皮、甘草。

附　方歌

清瘟败毒生石膏，生地犀角黄连芍，
栀桔黄芩知母草，竹叶丹皮元参翘。

附　清瘟败毒饮随症加药法（五十四症加减法）

头痛倾侧膏元菊；骨节烦痛柏元膏；芩连地膏丹炎热；静躁丹角连石膏；连柏犀膏扰不寐；热厥犀柏膏连丹；四肢逆冷石膏增；筋抽脉惕膏胆丹；大渴不已膏花粉；胃热不食壳石膏；枳桔连姜膈遏郁；犀羚芩连桑闷昏；元柏地膏筋肉瞤；冷气丹地犀胆连；口秽喷人膏连角；犀翘连柏地口霜；元桔牛射豆喉肿；花连膏翘唇肿掀；脸上燎疱银地板，归勃丹元膏地丁；大头天行膏归兰，元银蚕军勃地丁；痄腮膏归紫花地，丹元勃翘板蓝银；颈项肿痛膏桔蒡，夏枯丁元银翘豆根；耳后肿痛膏连地，粉丁丹银元蓝根；口苦聋地元柴柏；弄舌犀柏元膏连；红丝绕目菊归尾，红花蝉蜕草谷精；头汗如涌石膏元；咬牙丹地膏胆栀；鼻血泉涌膏连地，芩棕元羚桑皮生；舌上珍珠膏连犀，连翘银花花粉元；舌如铁甲膏犀连，知柏元翘花粉添；舌丁膏连犀翘银；舌长只可涂冰片；舌衄膏丹生地连，犀角栀子败棕炭；齿衄膏丹黄柏地，犀角栀子连芩元；谵语膏连犀角丹，栀子黄柏龙胆全；呃逆膏杏茹羚柿[蒂]，杷叶不效四磨兼；呕吐膏连滑甘伏；似痢猪泽滑通连；注热大肠同似痢；大便不通军蜜导；便血地槐棕侧柏；小便如油八正散；尿血地桃滑石茅，川膝琥珀和棕炭；狂膏犀连栀丹柏；遗尿犀膏滑川连；痰中带血膏芩棕，生桑羚羊地蒌霜；喘嗽桑芩羚羊膏；猪泽茵滑栀通发黄；犀角丹皮连栀胆，石膏循衣又摸床；狐惑石膏犀角用，苦参乌梅槐子良；战汗汗后身凉愈，倘有余热用本方；瘟疮膏地连丁银，公英背发加威灵，若想出头用皂刺，上升[麻]下[牛]膝枳壳胸。

---

[1] 乌犀角：现临床以水牛角代。

附方 瘾疹搽法

麻疹隐隐不出现，萝卜缨儿要捣烂，浑身上下搽一遍，稍微见暖即见面。

附方 温疹毒火归内

又附方治一切感冒或瘟疫毒火归内：肺热急症、气喘、声嘶，甚至抽搐。即西医谓之肺炎重症，用青霉素不效者，用此方治之最效。

毒火归内喘抽风，鼻翼煽动嘶哑声，地骨桑皮芩膏薄，羚羊二母甘桔冬。

笔记栏

痘疹斑（痘疹一得方类），记述了名方清瘟败毒饮的方歌、药物加减、用量加减、随症加药、瘾疹搽法及毒火归内的治疗（此为笔者个人经验）。

六、预防中风门

概说

中风未来先兆证，大次指麻木不灵，或是手足常无力，肌肉蠕动各微风，为何先觉大次指，经是太阴与阳明。早期六味地黄用，或加桂附八味成；晚服竹沥枳术丸，搜风顺气间隔用；久久服之诸病祛，岂能日久得中风。以上之症不早防，三年之内有中风，此法不是治已病，而是预防治未病。

地黄丸

地八萸山四，丹苓泽泻三，方中加桂附，各谓八味丸，知柏亦八味，麦味各亦然。

搜风顺气汤

搜风顺气大黄蒸，郁李麻仁山药增，防独车前及槟枳，菟丝牛膝山萸仍，自己若是无工配，医药公司买现成。

竹沥枳术丸

竹沥枳术丸，苍白二术连，枳陈木香茯，星夏芩归全，参芍白芥子，曲楂姜汁传，竹沥曲糊丸，临卧姜汤下，每次服二钱。

笔记栏

预防中风门，记述了中风先兆的症状及治疗。笔者在原著中将本节"地黄丸""搜风顺气汤"用红笔标出。

七、中 风 门

概 说

中风门内证概说，中腑中脏中经络，寒热虚实风痰饮，气血因虚中血脉。另外还有类中病，中风门内暂不说，西谓脑血充溢出，血管硬化病变疴，中风亦依随症治，兼用针灸效果多。

治 法

一切昏厥卒中倒，通关辛皂加麝好；吹鼻有嚏保生还，兼针人中和素髎；十宣涌泉反复刺，回阳九针把命保；苏后仍是语言涩，金津玉液舌下找；舌下紫脉放血出，头脑舌音见轻巧。平剂愈风润燥汤，言涩上池饮可靠；虚寒加参三生饮，实热中风通圣好；痰盛加味导痰汤，中腑疏风汤有效；牙紧乌梅搽牙用，下关颊车地仓找；中脏可用滋润剂，中血脉者养荣调；大秦艽汤虚中络，补阳还五偏枯燥；口眼㖞斜正彦丹，舌本强者转舌膏；兼气乌药顺气散，地黄饮子喑厥效；湿热虎骨木瓜丸，虚寒健步虎潜好。

愈风润燥汤（附上池饮）

（一）

愈风润燥归芎芍，二地二陈苓术枣，羌防天麻星膝榔，芩柏红花甘草梢。

（二）

增参乌药上池饮，姜沥言涩菖蒲招。

三生饮

三生饮用乌附星，三皆生用木香听，加参一两扶元气，卒中寒厥服之灵。

防风通圣散（方见本书感冒门）

加味导痰汤

清热导痰汤黄连，芩蒌枳桔术苓丹，陈半星参姜枣沥，中风痰壅昏闭牙关。

疏风汤（中腑）

疏风汤当芎茯陈，乌药香附羌芷辛，麻黄防夏生姜草，四肢拘急或不仁。

滋润汤（中脏）

滋润汤当地黄，枳朴火麻杏仁羌，中脏九窍诸般闭，槟榔红花酒大黄。（便闭酌以三化汤）

养荣汤（中血脉）

养荣八珍减术参，麦冬石菖和二陈，星连枳实甘草远，乌药羌防秦茹引。

补阳还五汤（偏废）

补阳还五桂枝芎，归尾通经佐地龙，四两黄芪为主药，血中瘀滞用桃红。

大秦艽汤（中经络）

大秦艽汤虚中络，歪斜偏废减人参，秦艽生地石膏用，羌独防芷细辛芩。

正彦丹

口眼㖞斜正彦丹，独芷薄荷蜜为丸，每服一丸弹子大，茶清为引细嚼咽。

外用方

新矿石灰醋炒研，左㖞帖右右左帖。

转舌膏歌（舌本强）

瘛疭舌强语不音，栀翘桔薄军芎芩，犀角牛黄珍珠琥，风芒菖甘蜜丸朱衣。

乌药顺气散

乌药顺气芎芷姜，枳桔橘红与麻黄，僵蚕干姜炙甘草，皮肤燥痒薄荷蝉。

地黄饮子

地黄饮子山茱斛，麦味菖蒲远志茯，苁蓉桂附巴戟天，少入薄荷姜枣服。

半身不遂方（气血虚）

半身不遂口眼㖞，参归芪夏白术切，桂枝红花甘草葛，姜三枣二理气血。

㖞斜处方

口眼㖞斜手足麻，苍术川乌二陈加，天麻南星防风羌，僵蚕同入姜汁夸。

虎骨木瓜丸方

炙芪、白芍、川柏、当归各八两，山药、锁阳、枸杞、虎骨[1]、龟板、骨脂、菟丝子、杜仲、五味各六两，牛膝一钱，熟地三钱，为末蜜丸桐子大。

健步虎潜丸

白芍、牛膝、生地、骨脂、虎骨、虎胫骨各二两，炙芪、当归各四两，枸杞、知母、白术各三两，杜仲、人参各四两，熟地、麦冬、木香、石菖各二两，远志、半夏、川羌各一两，独活、防风各一两，川柏、附子各四两，五味、沉香各二两，共为末蜜丸桐子大。

治半身不遂效方

大黄芪二两，党参一两，白术四钱，茯苓四钱，当归四钱，川芎二钱，熟地一两，红花三钱，白芍三钱，半夏四钱，青皮三钱，木瓜三钱，胆星一钱，橘红二钱，桂枝四钱，川羌三钱，天麻三钱，葛根三钱，赤芍三钱，细辛一钱，木香一钱，甘草一钱，松节三个，地龙二钱，白茄根二钱，生姜四钱半，大枣三个。水煎后入三七二分、麝香一分，分两次冲。

附　五绝说

凡中风之症，撒手遗尿，不知人事，目上翻者为肾绝；神志清，遗尿，目不上翻者为阴虚；口开者心绝；鼻鼾者肺绝；睛不合直视肝绝；肌枯筋痛者血绝；如酣睡，面赤如糠，面黑汗出如珠等，古人有说以上这些例为不治之症，今之为医务工作者一定要挽救之，千万莫守为不治之则袖手旁观，一定要想尽办法救治。

1　虎骨：现已禁用。仅供参考。下同。

中风瘥后调养

史国公药酒方

防风二两，秦艽四两，萆薢三两，羌活一两，茄根三两，牛膝二两，胫骨二两，鳖甲三两，当归三两，油松节二两，蚕沙（炒）二两，苍耳子四两，枸杞五两，白术二两，杜仲三两。

一方加白花蛇四两。

共捣粗末，用好酒三十五斤，将生绢盛药悬浸酒内四日后，将坛入锅，悬空着水煮，封好坛口，听到坛内滚响，煮约一炷香时，不可过久，久则走药力，煮后将坛入土三日，去火毒，每日早晚服一二杯，久久自愈。

苏合香丸

沉香、木香、丁香、松香、寸香、安息香、香附、白术、诃子、萆薢、朱砂、犀角、乳香、没药、冰片、苏合香油各等份，共为末，蜜丸金衣腊皮。

回生再造丸

真蕲蛇去皮骨头尾各三寸，酒浸炙取净肉四两，两头尖（非鼠粪）、威灵仙、葛根、寄生各一两五钱，细辛、甘草、炙芪、麻黄、熟地、白芷、防风、当归、元参、首乌、川军、白蔻、藿香、萆薢、草蔻、川连、茯苓、姜黄、川芎、桂心、山甲、天麻各二两，全虫一两五钱，龟板、乌药、母丁香、乳香、没药、赤芍、川羌、诃子、骨碎补、香附、盔沉、玉竹、僵蚕、三七、金砂、竺黄、犀角、血竭、红曲各八钱，山羊血心包内血炒，松香、地龙、寸香、冰片、牛黄各二钱半，虎胫一对，共为末蜜丸重一钱，金衣腊皮。

十香返魂丹

麝香、木香、乳香、莲子心、牛黄、藿香、丁香、冰片各五钱，安息香、檀香、天麻、朱砂、茄南香、苏合香、诃肉、琥珀、紫降香、郁金、僵蚕各一两，蒌仁、礞石各二两（先煎），共为末，用甘草四两，熬膏合老蜜为丸重一钱，金衣腊皮。

笔记栏

中风门，记述了中风的分型及治疗。其中虎骨木瓜丸、健步虎潜丸、治半身不遂效方、史国公药酒方、苏合香丸、回生再造丸、十香返魂丹等方的剂量配比、制药方法为笔者参照古籍，结合个人临床经验著录。

八、类中风门

类中之症非中风，它与真中确不同，真中必有经络症，歪斜偏废各证征；类中寒火食气暑，湿痰虚恶等病成，以上九因卒得病，类中俗称是暴病。急则治标随症治，缓则治本后再行；中寒可用理中剂，火中酌以牛黄清[心]；食中催吐或急泻，中气乌药顺气行；中暑加味香薷散，中湿苍白二陈灵；虚中六君补中益，中痰清热导痰清；中恶登庙入厦冷，苏合丸或灌姜葱；急病按此急治后。缓后按门分类行。

治疗方剂说

寒中方

中寒理中附子剂。（方见本书中寒门）

火中方

牛黄清心牛黄麝，羚羊龙脑柴芩风，归芍参术蒲黄桔，雄黄白蔹肉桂苓，金箔神曲山药枣，杏仁干姜甘草芎，为末蜜枣和为丸，阿胶犀角豆卷冬，一两分成十丸子，金衣腊皮严密封。

食中方

（一）

食中生姜橘烧盐，煎汤灌下探吐安。

(二)

不效急以独行丸,军巴豆干姜等分姜汁丸,黄豆大服三五粒,吐泻不止冷粥灌。

气中方

(一)

气中乌药顺气散(方见中风门)。

(二)

木香调气散木香,白蔻檀香与藿香,甘陈砂丁香附为末,每服二钱盐点睛。

暑中方

三物香薷豆朴先;四味香薷是加甘;暑抽羌活钩藤用;若是热盛加黄连;再加苓草名五物;利湿袪暑木瓜宣;再加参芪与陈术,兼治内伤十味全;二香合入香薷饮;仍有藿薷香葛传;轻者可用益元散,甘草滑石朱砂研;重暍湿温误发汗,苍术白虎汤可治,即白虎汤加苍术。

湿中方

湿中苍白二陈灵,二陈汤是半夏陈,茯苓甘草苍白术,能治湿中和湿温。

虚中方

(一)

四君子汤中和意,参术茯苓甘草比,易以夏陈名六君,袪痰补气阳虚饵,除去半夏名异功,或加香砂胃寒吃。

(二)

补中益气芪术陈,升柴参草当归身,木香苍术易归术,调中益气畅脾神。

痰中方

(一)

痰中昏厥类中风,清热导痰汤有功,四君二陈芩蒌桔,星枳连沥姜汁冲。

（二）

湿痰：清湿化痰二陈苍，白芥星芷芩草羌，头痛芎仙手臂桂，竹沥姜汁和木香。

恶中方

恶中乘凉登庙厦，苏合香丸是可夸，或以葱姜捣汁灌，调补真元病即差。

附

酒醉不醒方

酒醉不醒石葛汤，石膏五两五片姜，葛根四钱煎水服，一时即解喜洋洋。

久饮酒受伤者（酒精中毒）

葛花解酒杏砂呈，二苓参术寇青陈，神曲干姜兼泽泻，温中利湿酒伤珍。

七情所伤（生气即犯昏厥）

气逆痰潮卒然昏，八味顺气主四君，青陈乌药杭白芷，加入香附姜枣吞。

笔记栏

类中门，记述了寒中、火中、食中、气中、暑中、湿中、虚中、痰中、恶中及酒醉不醒、酒精中毒、生气即犯昏厥的治疗。

九、瘴　气　门

概　　说

一切山岚瘴气，四时不正之谓，瘟疫时气霍乱，伤寒受暑吐泻，远方不服水土，往来寒热痢疾。

方 用

不换金正气散，苍陈朴夏藿甘。

加 减 法

头痛加芷川芎；有湿白术茯苓；躁烦渴加柴葛；潮热银胡黄芩；
冷泻木香诃肉蔻；痢去藿入枳连；疟常槟榔草果；咳嗽桔梗杏仁；
喘苏桑皮麻黄；感寒腹痛桂姜；身痛麻桂赤芍；呕逆砂仁丁香；
气块积枳槟茴；大便不通硝黄；腹胀香附枳蔻；胸胀枳实瓜蒌。
足膝木瓜五加皮腹皮；加参苓草果名养胃汤。

救苦散方

救苦散能避疫，芎藿藜芦丹皮，元胡朱砂三钱，雄芷牙皂各四，疫疠四时传感，吹入鼻腔取嚏。

笔记栏

瘴气门，记述了瘴气的症状、主方、加减法及救苦散的方药组成。

十、暑 证 门

概 说

暑乃长夏热令，常言暑为阴证。暑最伤人元气，必要寡欲养正，
不慎调节失宜，就要因暑得病，病有中热中暑，冒暑闭暑暑风，
暑温未注这节，是在温病门中，伏暑虚暑注夏，痱子脓窝疮等。

治 法

中热的汗渴热烦

人参白虎汤(方见伤寒门阳明经证) 呕加苍术。

中热的烦躁渴、肌热吐衄

黄连解毒汤四味,黄柏黄芩栀子备,躁狂大热呕不眠,吐衄烦渴清脾胃。

中热的大便下血热渴

黄连解毒汤焙过,三物香薷饮同喝。(香薷饮类方见类中风门暑中)

中暑昏厥

中暑身热肢厥昏,宜用黄连香薷饮。(方见类中风门)

中暑的手足牵强痉厥

手足牵强神昏睡,痉厥重症翘连犀,元菖滑石次生地,牛黄清心加竹叶。

中暑的神呆昏寐

暑邪张逆走颤中,鼻煤[1]口裂血热聋,神呆昏厥犀角翘,元菖黄连银地生。

中暑的暑风作抽

中暑暑风四肢抽,羌活香薷饮可投。(方见类中风门)

中暑的四肢酸重

中暑四肢酸沉重,五物汤中木瓜用。(方见类中风门)

---

1 煤:指烧灼。

中暑的呕吐

二陈汤用半夏陈，亦有茯苓甘草均，二陈合入香薷饮，中暑呕吐姜伏龙。

中暑的昏倦头重吐泻

身倦吐利头重昏，十味香薷饮可吞。（方见类中风门）

冒暑

六合汤藿朴杏砂呈，半夏木瓜赤茯苓，术参扁豆同甘草，姜枣煎之六气平，加入香薷和苏叶，是治伤暑又受风。

中暍

暑热误汗成中暍，香薷厚朴扁豆衣，青蒿藿香连苏叶，木瓜赤苓冲六一。

闭暑（乃暑证的表实证）

闭暑夏热表实证，症似麻黄确不同，发热恶寒无汗喘，身痛肌烧烦头疼。

五积散治五般积，麻黄苍芷芍归芎，枳桔桂姜甘茯朴，陈皮半夏加葱姜。

伏暑的热烦渴

六一滑石同甘草，解肌行水兼清燥，统治表里及三焦，热渴暑烦泻利保。

益元碧玉与鸡苏，砂黛薄荷加之好，玉露加入寒水膏，甘露散方也有效。

甘露饮方：甘露两地与茵陈，芩栀枇杷石斛论，甘草二冬平胃热，桂苓犀角可加寻。

暑泻的小便赤涩

四苓散治太阳腑，白术泽泻猪茯苓，膀胱化气添官桂，无寒但渴服之灵。

猪苓汤除桂与术，加入阿胶滑石停，此为利湿兼解热，渴呕便赤疸栀茵。

伏暑的伤食停饮泄泻

平胃散是苍术朴，陈皮甘草四般药，除湿消满祛瘴风，调胃诸方从此况，或合二陈[止吐]或五苓[利水]，硝黄[利大便]麦曲砂仁壳[消食]；若合小柴名柴平，煎加草果能除疟，又不换金正气散，即是此方加夏藿。

虚暑的无脉

生脉麦味与人参，保肺清心治暑淫，气少汗多兼口渴，病危脉绝急煎斟。

虚暑的暑季阴寒腹痛吐利

理中汤、附子理中丸汤，均见中寒门；治中丸是本方加砂仁或木香。

虚暑的腹胀泄泻气虚而厥者

清暑益气参草芪，当归麦味青陈皮，曲麦葛根苍白术，升麻泽泻枣姜随。

一切虚暑

补中益气芪术陈，升柴参草当归身，木香苍术易归术，调中益气畅脾神。

一切风暑证

藿香正气大腹苏，甘桔陈苓术朴俱，夏曲白芷加姜枣，感伤风瘴并能驱。

暑时的一切内伤外感证和暑风

二香散（即藿香正气散合黄连香薷饮也）。

夏起脓窠疮

长夏湿热起脓窠，参术麦味升麻葛，连柏陈皮谷麦芽，神曲荷叶一处

合。(即此方中加入升麻葛根汤)

痱子外敷法

先用马齿苋捣汁搽过,后用绿豆皮、石膏(煅)、滑石、甘草等份为末上之。

笔记栏

暑证门,记述了中热、中暑、冒暑、中暍、闭暑、伏暑、暑泄、虚暑、风暑、暑风的相关症状、治疗及夏起脓窠疮、痱子外敷法的治疗。笔者在原著中将本节“人参白虎汤”“黄连解毒汤”用红笔标出。

十一、霍乱门

吐泻转筋

半夏汤中有术苓,桂甘猪泽朴苍增,藿香苡米木瓜用,转筋霍乱立见功。

干霍乱

(一)

解散汤中有二陈,芎苍防芷一同煎,干霍乱是难升降,服下探吐自然安。

(二)

古人尚有烧盐方,亦是服后探吐安。

霍乱吐泻角弓反张痧症

霍乱吐泻角弓痧,藿香砂仁扁豆瓜,四君半夏杏朴枣,灶前土煎姜汁加。

一切霍乱

不换金正气散、二香散、六合汤。均见暑证门。

附 针灸

烦渴吐泻,舌下紫脉放血:尺泽、委中放血。
转筋:承山、昆仑。
腹痛:中脘、关元、曲池、水分、下脘、三里、承山。

附 脱水症歌

脱水剑客皮肤疭,急救盐水糖输液,转筋加钙葡萄糖,链霉素灌大便内,肠炎霍乱生脉饮,金合霉素治毒痢。

笔记栏

霍乱门,记述了吐泻转筋、干霍乱、霍乱吐泻角弓反张痧症、一切霍乱的中药治疗及霍乱烦渴吐泻、转筋、腹痛的针灸治疗。

十二、湿 门

概 说

诸湿肿满属脾土,积饮、湿袭两条路,湿饮内积黄泻肿,外袭湿侵筋皮肉,健脾利尿风能胜,湿痰此门没列入。

治 法

(一)

湿在上者宜微汗,湿热蒸蒸头沉重,如裹如蒙或者痛,羌活胜湿汤可用。

(二)

湿邪外侵筋皮肉,湿黄湿疹湿疮脓,或因湿热下肢痛,当归拈痛汤最灵。

（三）

湿热在内发黄呕，茯苓渗湿汤听用。

（四）

湿在中焦泻膝肿，葶苈木香散献供。

（五）

湿在下者而肿疼，龙胆解毒汤最灵。

附说

一切水肿中湿病，延久失治郁热成[而伤血]，血不养筋拘挛痿，莫忘治痿取阳明。

羌活胜湿汤

羌活胜湿汤苍芎，升芷藁本和蔓荆，湿热蒸蒸头如裹，头重或痛用此攻。

当归拈痛汤

当归拈痛羌防升，猪泽茵陈芩葛朋，二术苦参知母草，疮痒湿热下肢疼。

茯苓渗湿汤

茯苓渗湿汤疸呕，芩连栀苓有二术，茵陈青橘枳猪泽，胸满发黄溲涩吐。

葶苈木香散

葶苈木香散湿中，二术车前猪泽苓，湿热内蒸泻膝肿，用此分利保安宁。

龙胆解毒汤

下焦湿热龙胆解[毒]，防己知柏苍甘同，下肢肿痛阴道壅，此方服下立见轻。

附　湿热下注

湿热下注阴道病，或肿或痛或疮脓，阴道湿热龙胆泻[肝汤]，尿道湿热用五苓[散]。

笔记栏

湿门，记述了湿邪致病的治疗。

十三、燥　门

概　说

燥是干燥液不生，津亏生热热耗成，局部偏干经络阻，它与火热实不同，燥因津亏不得润，津液不布燥症生，汗吐下后老亏液，内脏干燥涩不通，劲涸干枯皲揭裂，口渴烦躁挠不宁，治法清燥增津液，益水克火是准绳。

治　法

(一)

内脏津亏增液汤(方见温病门)，老人津亏燥便秘，当归润肠通幽汤，润肠丸用归尾羌(羌可去)，桃仁麻仁及大黄。

(二)

或加艽防皂角子，风秘血秘善通肠。

(三)

通幽汤中二地俱，桃仁红花归草升[麻]，有加麻仁大黄者，当归酌以用加倍。

(四)

痉是血少筋无养，加味当归芍药汤，海参二冬合四物，木瓜白术薏蜜尝。

(五)

涸是干渴肾水亏，六味地黄加粉冬，六味地黄见预防中风门。

(六)

干枯羸瘦咳燥者，养阴清肺汤有用，养阴清肺一两生[地]，元参八钱六钱冬，丹芍贝母四钱用，薄荷二五草二成。

（七）

皮肤皲甲夜躁扰，青蒿鳖甲汤可开，知母丹皮细生地，热退无津津出来。

（八）

皮揭肉裂干燥开，八珍汤加二冬芪。

（九）

天冬熬水加蜂蜜，不拘时服。

（十）

油敷皮。

笔记栏

燥门，记述了燥邪致病的治疗。

十四、火　门

概　说

壮火少火《内经》论，贼火子火《心悟》云；后人又添龙雷火，君火相火天火人火；丹溪只讲虚实火，虚实善论到如今；我们也以虚实讲，比较简单是易分；此篇只讲虚实火，其他列入杂症门。

治　法

实火须知泻本经，心火黄连肺火芩，肝胆柴胡龙胆草，木通膀胱知柏肾，小肠栀子木通草，芍脾膏胃大肠军，三焦实火凉膈散，心胸之火泻心吞（方见伤寒门），滋阴抑火阴[虚]火动，虚火加减补中益，黄连解毒[汤]清内火（方见暑证门），升阳散火[汤]宣表郁。

凉膈散

凉膈硝黄栀子翘，黄芩甘草薄荷饶，竹叶蜜煎疗膈上，中焦燥实服之消。

加减益气汤

补中益气芪术陈，升柴参草当归身，麦冬白芍竹茹用，亦治虚火外感因。

滋阴抑火汤

滋阴抑火有归芎，生地白芍天门冬，知母黄柏清相火，滋阴壮水火即清。

升阳散火汤

升阳散火葛升柴，羌独防风参芍挤，生炙二草加姜枣，阳经火郁发之佳。

笔记栏

火门，记述了火邪致病的治疗。

第三章

内科杂症

一、水肿门

概说

水的来源饮入胃，吸收胃壁肠管壁，然后经过胸导管，运行淋巴管以内，由毛血管入血管，经心收缩肺呼吸，推动血行心压力，吸氧排碳全凭肺。心肌障碍渗水液，心脏水肿此之谓；肺脏运行功能减，渗蓄肺中名肺水；什么水肿肾脏性，肾脏滤过机能退；一切水肿皆膀肉，脾主肌肉此之谓，水肿之责虚脾土，土不制水浸若泥。总之气虚脾不运，气不宣发肾不沥，水肿多因脾土虚，土少沟壅水泛滥，不红不痛不灼热，膀肿壅蓄沉重躯。

治法活套方

一切水肿五皮饮，随症加减再分析。

五皮饮

五皮饮用五般皮，陈茯姜桑大腹皮，或加五加与苍白[术]，脾虚腹胀此方吃，上身浮肿加羌麻，身重苍术和薏苡，肌肤有热冬[皮]骨皮，口渴西瓜外翠衣，胸满喘息蒌桑杏，腹肿抽茯苓腹皮，香附青皮消两肋，下肢防己苡五加，腹内胀满枳实朴，肾中肿火猪苓泻，小便不利五苓加，八正尿痛大便秘，心脏眼睑肿心悸，桂枝苓术芍药去，肾脏水肿利膀胱，猪苓汤合五皮内，肝硬化肿硬两胁，三和饮入五皮里。

三和饮

三和饮用沉苏腹，木香木瓜槟陈术，川芎生姜皮甘草，肝硬化疝阴中抽。

小青龙汤

咳唾喘息不得卧，小青龙汤水浸肺，小青龙汤治水气，咳喘呕哕可立愈，姜桂麻黄芍药甘，细辛半夏兼五味。

分类、治法

水证皆寒肿因水，表里阴阳热实虚。

膈上连头风水肿，二便无阻按随起，稍有恶寒身无汗，皮肤光亮膀眼皮，开鬼门法是发汗，风能胜湿蒸发祛，麻黄羌独苍白术，葱白微汗肿即去。

四肢不膀单腹肿，这病俗常说腹水，腹满肿大敲无响，按满无痛水壅蓄，絜矩三和汤可治，通朴槟苏海金沙姜橘。

腹皮肿大敲音空，内无腹满膀肚皮，大橘皮汤五苓入，槟滑甘草木香随。

重按硬痛水毒蓄，妨碍运行肿肠胃，二便秘实舟车丸，不消木香丸酌与。

舟车丸

舟车牵牛及大黄，遂戟芫花与木香，橘皮青皮加轻粉，壮人可用峻剂汤。

金不换木香丸

金不换的木香丸，芫戟遂丑陈射干，青南木香胡川椒，大黄青皮槟豆霜，益腹葶桑通翘泻，砂仁醋糊若梧丸，量人强弱酌量服，服的时候五更天，一消头面葱酒引，二消中焦陈皮煎，三消脐下至腿部，桑白皮煎送此丸。

腰以下肿治法

腰下是足肿连腿，水肿按凹缓慢起，此症只需利小便，心脏变制心气饮，实热导赤五苓散，虚寒肾气丸金匮。

变制心气饮

变制心气桂苓甘，半夏槟榔吴萸添，木通枳实兼苏子，桑皮鳖甲一同煎。

导赤五苓散

实热水肿溺赤红，导赤散中入五苓，通地竹草名导赤，猪术泽茯桂五苓。

金匮肾气丸

加减金匮肾气丸，桂附地黄加牛膝车前。

阳水治法

阳水可用疏凿饮，喘渴肾肿小便阻。

疏凿饮

疏凿槟榔与商陆，苓皮大腹同椒目，赤豆艽羌泻木通，煎以姜皮阳水服。

阴水治法

阴水可用实脾饮，体弱便溏身无热。

实脾饮

实脾苓术与木瓜，甘草木香大腹加，草蔻附子生姜朴，虚寒阴水效甚夸。

血水肿治法

血肿血点血痕纹，调荣饮用芎归陈，莪术玄胡槟白芷，血水肿者此方吞。

气虚水肿治法

补中益气汤（方见暑证门的虚暑内）

妊娠水肿、老人小便失禁方

妊娠水肿下肢重，阴唇肿甚小便清，老人小便失禁病，肾着汤干姜甘术苓。

> **笔记栏**
>
> 水肿门，记述了水肿概说、分类、治法、处方、用药等。本节记载处方为中医古籍原方，笔者结合自身经验，将“五皮饮”“金不换木香丸”的相关合并症进行加减合方。

二、黄 疸 门

概 说

一切黄疸有过程，皆由湿热蕴郁生，未黄已黄皆胁满，症状犹似少阳证。湿热蕴郁渗血内，门脉循环入肝中，肝被湿壅发炎肿，胆汁被挤渗肝中，破坏肝脏红细胞，变化产生异液清，产生这种异质物，海马吐定西医名，从肝静脉入心脏，再经肺脏把碳呼，碳气由肺呼出去，但是异物呼不出，仍随动脉周身走，发黄皆是此之由，发黄多由巩膜见，颜面全身渐现肤，黄疸为何尿赤少，湿热壅肾水被阻，黄疸为何灰白粪，胆汁阻入指肠输，西医讲的肝炎病，它与黄疸是否同？

分 类

黄疸古有五疸称，分类参考古方用：黄若橘皮湿热重；黄胖色兼白湿热轻；阴黄衰微四肢冷；阳黄热渴小便赤大便硬；温病被火黄若熏，而是津少热来承。温病欲愈两眦黄，巩膜满黄是疸成，黄疸身痒宜小汗，只黄上身湿热风。

治　　法

酒疸葛根茵陈散，葛根茵陈合小柴，大黄黄连豆豉入，水煎频服酒疸痊。

谷疸治以茯苓汤，苓术桑陈泽泻茵陈，便赤热渴膏栀赤芍，便硬硝黄虚加参。

黄疸泄泻胃苓汤，平胃散合四苓方，胁满呕夏白芍用，便赤栀滑茵陈黄。

黄汗栀子大黄汤，栀子柏皮硝大黄，发黄汗出染衣者，此治实黄便硬方。

女劳疸用硝矾散，额黑汗出日夕热寒，芒硝白矾煅研末，大麦粥汤调服安。

又方四苓四物汤，去芎加茵滑冬甘。

诸黄病分类治法

黄若橘皮湿热重，茵陈四两合五苓；黄胖色白湿热轻，二两茵陈一两苓；阴黄茵陈四逆汤；阳黄茵陈栀军用；温病被火若熏者，栀子柏皮原方用(或加服犀黄丸)；身痒茵陈薄荷叶；只黄上身肾疸病。

肾疸汤

只黄上身肾疸汤，葛根藁本羌独防，猪泽升柴苍白术，参苓神曲黄柏甘。

茵陈汤活用法

黄疸不离茵陈汤，用量五钱至四两，阳黄大黄栀子入，阴黄附子与干姜，便少合入五苓散，热盛栀子翘芩连，胁满青皮呕陈夏，肝肿龙胆脾肿赤芍，泄泻合用胃苓汤，归尾桃仁治瘀点，腹胀腹皮莱菔子，葶苈桑皮治湿喘，便浊赤黄萆薢檗，便块棱术砂仁研，虚人可加参术苓，食欲不振三仙用。

附　起黄法(民间经验疗法)

起黄之法民间传，表心纸剪一尺宽，搽上黄蜡卷成筒，燃着上头对脐间，脐之四旁围上面，中留一孔露脐眼，纸卷插在脐面孔，炙燃九支黄自安。

肝炎附说

肝炎本是传染病，病毒本是滤过性，隐性肝炎不发黄，已发黄疸并发症，肝炎发病有快慢，其中又分急慢性，急性二周十四天，慢性两月百三十。肝炎必有肝脏病，或肿或硬或压痛，有的连带脾脏肿，或者发现两胁硬，倦怠疲劳食不振，或烧头痛呕恶心，口苦腹泻或便秘，小便赤少或灼痛，初现面黄巩膜黄，渐渐发黄蔓全身，肝炎程度有轻重，重者初起多发热，有的大便呈灰色，但是不见腹水证，发热之期金霉素，保护疗法维他命，虚者加注葡萄糖，食高蛋白低脂肪。

附　肝硬化方（刘洪浜经验方）

瓜蒌内金鳖桃花，香附木香棱莪青，柴胡丹皮归芍草，肝硬化入郁金同。

笔记栏

黄疸门，记述了黄疸概说、分类、治法、处方、用药、民间疗法等。本节记载处方多为中医古籍原方，其中“起黄法”为民间经验疗法，“肝硬化方”为刘洪浜经验方，笔者结合自身经验，将“茵陈蒿汤”（文中茵陈汤）的相关合并症进行加减合方。

三、痢　疾　门

概　　说

痢疾古谓滞下称，论过五色五脏情，丹溪指痢皆湿热，休息痢疾是慢性，寒热虚实各有证，疫痢昏厥温毒攻。痢疾一般临床证，多数里急后重情，脐下左侧多拒按，乙字肠部有硬疼，慢性缓和常愈犯，急性急剧数至圊；下痢多是大肠患，可由痢物办重轻，黏液物是肠黏膜，肠壁溃物是白脓，兼腐肠壁毛细管,赤白痢疾二色成,侵害肠壁大血管,大便下血一色红,肠出血蓄色黑块,肠血不蓄必鲜红,肠壁腐溃下烂肉,黑绿恶臭是毒症,滑泄日久肠穿孔,肠痈脐右下部疼。

分　　类

痢分三种急慢疫,皆兼寒热虚实意,人的体质不一样,临证之时要分析,急性慢性由口入,疫痢是由表入内,二病处治如不当,渐渐变成休息痢。

治　　法

仲景发明有古方,治痢之祖黄芩汤,黄芩白芍甜甘草,呕加半夏引生姜。

急性痢疾(中毒性)

急性痢疾舌苔垢,高烧呕吐昏迷抽,已泻未泻腹窘痛,芩连膏银草栀芍。(重用金银花 2~4 两)

实热性痢、体实人痢初起

(一)

热痢当归芍药汤,里急后重服最良,归芍木香芩连桂,大黄枳实草槟榔。

(二)

芍药黄连有大黄,当归甘草服之良,生地槐芩椿榆炒,赤痢便红最相当。

热性痢疾

白头翁汤治热痢,腹中窘痛尿短赤,连柏秦皮白头翁,红白痢疾全都治。

噤口痢类方

(一)

热性:泻热调中汤石膏,芩连栀芍木香调,槟榔枳壳甜甘草,开噤思食不吐了。

(二)

呕、腹痛：左脉细数右脉弦，噤口痢呕腹痛兼，泻心芩连银楂炭，白芍干姜木香研。

(三)

热秉胃口：口噤参连石莲子，王瓜藤散帖脐方。

久泻呈虚寒性噤口痢

久泻虚寒噤口痢，肉苁蓉汤附子与，肉桂汤浸白芍炒，姜炭人参当归配。

痢减后不呕噤口不食

噤口不食是有火，故用黄连参苓陈，菖蒲石莲荷叶蒂，丹参陈米冬瓜仁。

附　噤口不食药物加减

气滞后重槟榔木香；气虚下陷炒升麻；下腹拒按硬痛寒药下之。

休息痢

经年不愈休息痢，少腹气结似症瘕，人参白芍熟附子，茯苓五味炙草加。

久痢脱肛、虚寒

真人养脏诃粟壳，肉桂当归[肉]蔻木香，术芍参甘为涩剂，脱肛久痢早煎尝。

老人久痢

老人久痢便滑脓，双补汤参莲子苓，骨脂巴戟山萸药，覆盆味兔芡苁蓉。并治大瘕泄。

日久红白痢

胃弱血虚红痢久，四物芩连陈胶术，脾虚气滞白痢久，四君陈砂干芪木。

久病气血俱虚痢

气血俱虚病久痢，四物汤加参术连，陈皮黄芩阿胶补，中气下陷升麻添。

久痢黑红血及妇女久赤带下

断下渗湿樗根皮，生苍生柏炒地榆，猪赤二苓银花炒，山楂炒焦引乌梅。

久泻滑痢腹痛

白术圣散子久痢，姜炙草白术肉果煨，陈乳归芍榴诃炒，温胃固肠又涩痢。

泻痢日久虚寒滑脱

泄泻痢久虚滑肠，大断下汤禹余粮，僵附诃蔻术骨脂，龙骨石脂矾陈苍。

滑泻日久、肠穿孔

桃花汤内用炮姜，石脂粳米是原方，或加白术宜土炒，柿饼同煎效最良。

寒痢（久泻脱肛）

诃子散用治寒泻，炮姜粟壳橘红也，河间木香诃草莲，亦治脱肛和便泻。

疫痢（由表入里，头痛、烦热）

疫痢可用仓廪汤，人参败毒加陈仓米。

笔记栏

痢疾门，记述了痢疾概说、分类、治法、处方、用药等。笔者在原著中将本节“白头翁汤”用红笔标出。本节“急性痢疾”治疗、“噤口痢”后二方、“痢减后不呕噤口不食”治疗为笔者个人经验。

四、泄 泻 门

概 说

泻原脾胃功能低，土原喜燥而恶湿，治泻补土利湿剂，另因为泻分别治。

治 法

虚寒腹泻痛理中，湿泻不痛用胃苓，食而不消调中益，火泻分利四苓听，水泻四苓加味用，食积消导散和中，下陷升阳胜湿汤，身热饮凉泻火灵，参苓白术调脾胃，实肠散治滑肠鸣，四神专治五更泻，暑泻六一益元冲，飧泄不畅白沫声，胃苓减朴加车风，木来承土痛泻者，痛泻要方服最灵。

虚寒腹痛泻

理中汤用理中乡，甘草人参术黑姜，呕利腹痛阴寒盛，或加附子总扶阳。

湿泻（肠鸣、腹不痛、小便少）

胃苓汤用二术苓，猪泽朴芍甘草陈，官桂少加姜枣引，泻久不愈加防风。

脾虚食不消化

参术调中术芍参，苓草陈皮加蔻仁，食而不消脾虚甚，以此调中益气真。

火泻（痛一阵泻一阵，稀水，小便不利）

四苓分利散四苓，加入栀芍滑草通，痛一阵来泻一阵，泻火利尿立见功。

水泻(肠不吸收,小便少)

四苓白术猪泽苓,厚朴甘草和橘红,地榆炭吸肠内水,苍术渗湿水泻轻。

食积泻(食后而痛,痛甚而泻,泻后痛减)

消导和中术芍苓,枳朴三仙草橘红,食后腹痛痛甚泻,泻后痛减炒连用。

风湿下陷腹泻

升阳胜湿汤柴升,术芍陈苓半草同,白芷羌活藁本用,燥湿升提又祛风。

风湿性泻

神术散类方(方见本草备要汤头歌)

热泻(身热、舌燥、口渴、饮凉)

泻热身热口饮凉,舌燥泻火止泻汤,车前麦芽二苓泽,白芍黄连枳壳尝。

久泻脾胃虚

参苓白术扁豆陈,山药甘莲砂薏仁,桔梗上浮兼保肺,枣汤调服益脾神。

滑泻肠鸣

实肠散内陈朴苍,诃子肉蔻草木香,炒芩姜枣同煎服,滑泻肠鸣涩涩良。

五更肾泻

四神骨脂吴茱萸,肉蔻五味四般须,大枣百枚姜八两,五更肾泻火衰扶。

暑泻

六一滑石同甘草，解肌行水兼清燥，统治表里及三焦，热渴暑烦泻利保。益元碧玉与鸡苏，砂黛薄荷加之好。（方解详见《本草备要》汤头歌）

飧泄

飧泄不畅白沫声，胃苓减朴加车风。

木承土痛泻要方

痛泻要方陈皮芍，防风白术煎丸酌，补土泻木理肝脾，若作食伤医辨错。

笔记栏

泄泻门，记述了泄泻概说、分类、治法、处方、用药等。本节记载处方为中医古籍原方，笔者在原著中将本节“泻火止泻汤”“痛泻要方”用红笔标出。

五、呕　吐　门

概　　说

呕者有声有物，吐者有物无声，哕者有声无物，俗称干呕之名；恶心欲吐先兆，气逆胸觉懊侬；诸吐病责在胃，痰饮是其主因，因寒因热因食，多由胃弱脾虚。

治　　法

呕吐胸中有热痰，二陈加味治能安；胃寒丁香安胃散，久病调中升柴减；藿香平胃伤食吐，便秘润肠导蜜煎；口甜呕吐凉清水，脾热之因致此愆；脾痛胁胀呕不止，木来克土是本缘；久病闻谷闻药呕，四君加味效非凡。

以下是治疗处方：

胸中停饮热痰的呕吐

二陈加入草栀连，芎附香砂曲蘖全，苍术同煎姜汁引，热痰呕吐嗳吞酸。（栀子黄连二味用黄土炒存性。）

胃寒呕吐腹痛

丁香安胃散术当，吴萸草蔻陈半良，参桂姜益煎热服，胃寒腹痛呕吐方。

久病气虚胃弱呕吐

调中益气汤即补中益气汤加减，本方内减去升麻柴胡。（方见《本草备要》汤头歌）

伤食呕吐

藿香平胃藿香甘，苍术陈砂曲蘖添，枳壳山楂同半夏，食伤呕吐服之安。

大便不通呕吐

便秘呕吐二陈良，加入归桃麻仁黄，如再不通蜜煎导，下窍通畅饮食香。

口甜吐凉痰清水

冷痰呕吐口多甘，脾热多能致此愆，术芍芩连神曲蘖，二陈栀子引姜煎。

呕吐脾痛胁胀

脾胁痛胀呕不休，木来克土是缘由，二陈术芍青柴共，神曲芎砂疾自除。

久病闻药呕闻谷亦呕

久病闻谷闻药呕，四君加入藿香投，橘红砂仁神曲用，陈米一撮姜枣服。

寒性呕食药不受

食药不受呕不定，姜汁合蜜一起服。

热性呕吐药谷不受

热性食药不受者，姜汁炒连煎服除。

附 吐泻并作

概说：吐病在胃泻在肠，吐泻并作肠胃恙。

治疗处方：干呕而泻芩半剂（即黄芩汤加半夏姜枣），寒痛呕利理中汤，吐泻当渴反不渴，四君子汤加炮姜，暑月受寒吐泻者，六一散三钱引生姜三钱汤。

笔记栏

呕吐门，记述了呕吐概说、分类、治法、处方、用药等。本节记载处方为中医古籍原方，笔者在原著中将本节“胸中停饮热痰的呕吐”用红笔标出。本节“大便不通呕吐”治疗、“口甜吐凉痰清水”治疗、“呕吐脾痛胁胀”治疗、“久病闻药呕闻谷亦呕”治疗、“寒性呕食药不受”治疗、“热性呕吐药谷不受”为笔者个人经验。

六、噎嗝反胃、吐酸吞酸门

噎嗝反胃概说

噎能咽水食难入，嗝是食管嗝塞成，若非食管瘤癌病，即是食管枯燥疢，食后而吐名反胃，朝食暮吐翻胃名。

噎嗝反胃治法

津液枯燥食管病，韭汁牛乳五汁安；无火反胃八味用，若是无水六味丸；瘤癌薏米昆布剂，便秘润肠汤四物汤兼。

吞酸吐酸概说

胃之本身分泌酸，正常分泌无病愆，倘若肝热脾胃弱，吞酸醋心不吐酸，饮食入胃消化慢，盦而发酵成吐酸，二病之原多湿热，药忌辛热和过寒。

吞酸吐酸治法

食不消化吞吐酸，平胃散加曲蘖安；湿热痰郁开郁汤，肝经火郁左金丸。

开郁汤

二陈减草加连栀，芎苍香附砂仁曲。

笔记栏

嗳嗝反胃、吐酸吞酸门，记述了嗳嗝反胃、吞酸吐酸概说、治法。本节“嗳嗝反胃治法”“吞酸吐酸治法”为笔者个人经验。

七、咳逆、呃逆门

咳逆概说

咳本是咳气逆，所发之声出于肺，唾浊喉有水鸡声，射干麻黄汤金匮。

咳逆治法

射干麻黄汤

射干麻黄治咳逆，生姜大枣款冬花紫菀半夏五味子细辛。

呃逆概说

呃逆吃忒膈气逆，所发之声出于胃，或因膈膜挛缩致，或因寒火痰气郁，久病虚呃额汗出，元气将离实可畏。

呃逆治法

膈膜痉挛半姜茯，橘甘枳实木香投，针灸三脘足三里，期门鸠尾与天突。

寒呃

丁香柿蒂汤人参姜，呃逆因寒中气畅，济生香蒂仅二味，或加竹橘用皆良。

火呃

火呃降火补中汤，橘半滑石连柏尝，加入参术补中气，降火止呃理胃乡。

痰呃

痰呃二陈通草参，有痰胃逆生姜吞。

伤寒呃

陈皮竹茹参术苓，伤寒呃逆加木通。

痢呃

痢呃当服益元散，参术煎汤冲服轻。

虚呃

久病阳虚用六君，阴虚酌以地黄寻。

食积呃

十全大补加减用，食积气郁保和吞。（方见越鞠保和丸）

脱呃

元气将离发呃逆，大补元汤参术芪，石斛山药甘橘蔻，沉木香姜枣粳米。

笔记栏

咳逆、呃逆门，记述了咳逆、呃逆概说、分类、治法等。本节记载处方多为中医古籍原方，其中呃逆的针灸穴位、分类、治疗为笔者个人经验。

八、嗳气、恶心、痞满门

嗳气概说

嗳气是胃浊气冲，嗳出浊气故作声。

嗳气治法

嗳有食臭胃病生，旋覆代赭汤最灵，覆花赭石参甘夏，生姜大枣水煎服。

嗳气无味懊侬悸，痰火加味二陈听，石膏白芍降胃火，二陈香附炒栀星。

恶心概说

恶心之病不在心，而是胃中有痰因，欲哕无物不呕吐，随症加减用二陈。

恶心治法

寒加生姜热连芩，虚加参术实枳军，而兼虚烦加栀豉，食积三仙和焦槟。

痞满概说

痞满胀满两不同，胀满内胀外有形，痞满属虚多无痛，痞闷腹无胀急膨。

痞满治法

(一)

久病虚痞补中益，参附养荣下后痞。

参附养荣汤

参附养荣白芍归，一钱人参三生地，干姜一钱七附子，白水三盅煎一杯。

(二)

气郁血滞心痞满，消痞汤的功效奇。

(三)

木香枳陈柴草半，红花草蔻生姜与。

(四)

木旺土虚寒气郁，木香顺气汤可吃，二术苓草归柴朴，青蔻萸夏智泽参。

(五)

土虚木运湿热郁，上下分消芩连枳，参术苓夏姜半朴，食滞减参加三仙。

(六)

枳实消痞四君全，麦芽夏曲朴姜连，蒸饼糊丸消痞满，清热破结补虚全。

附说

治一切虚痞之症皆以人参为主而随症加药。

夹胁痞：胁下有形高突起，按之不疼是假痞，蛤粉郁金橘半芥子，蒌皮姜皮栀子皮。

笔记栏

笔者在原著中将本节“参附养荣汤”用红笔标出。本节嗳气治法、恶心治法、痞满治法、“夹胁痞”治疗为笔者个人经验。

九、胀满、积聚门

胀满概说

腹胀内胀外有形，心腹胀满鼓急膨，拍腹不响有蓄物，气胀拍腹有空声。

胀满治法

气胀

气胀苏菔降气汤，苏子菔子广木香，参术苓甘大腹半，草果枳实子木通。

胀有积块

食伤气滞积块撑，按之虽硬拍无声，广茂消坚汤酒朴，芩连智蔻陈草升，当归吴茱柴半泽，胀满坚硬神曲青。

伤食腹胀

伤食腹胀无硬块，香蔻和中砂藿香，平胃曲楂实青麦，白术茯苓引生姜。

腹胀气短

腹胀气短草蔻汤，芪泽橘苓智木香，青皮草蔻神曲炒，加入青皮枳实当。

上焦胀满

大满邪在上焦留，壅塞不散用瓜蒌，枳壳花粉栀子朴，陈半甘草水煎服。

大、小腹胀

大腹胀满治脾经，补土利水用胃苓，湿肿六君苡防己，小腹胀满用五苓。

积聚概说

五脏之积谓之积，六腑之积谓之聚，积在五脏有定形，六腑之聚无定居，积乃食积痰死血，忽聚忽散乃是气。

积聚治法

五积

半夏厚朴汤五脏积，二陈五苓蔻吴萸，苏木青桃香曲草，棱布芩连二术归。

六聚

三因散聚汤六腑聚，二陈杏草壳吴萸，槟榔木香厚朴归，加入当归散六聚。

积滞气

磨积化气汤化积滞，陈朴苍柏姜草智，青皮乌药香附米，宽中化气棱莪曲。

积聚并治

消积和中二陈青，白术香附木菔槟，棱莪曲麦砂白芥，归芎栀连和桃红。

食积

大和中饮停食积，陈朴三仙泻砂实，胀加芥菔呕姜下，痛木香附乌药吃。

五脏积

心之积名曰伏染，肝之积名曰肥气，脾之积名曰痞气，肺之积名曰息贲，肾之积名曰奔豚。

虽有五积滞名，我一世未见古人所举的完整之症，应量其病情随证施治，不可拘束之。

> 笔记栏
>
> 胀满、积聚门，记述了胀满、积聚概说、分类、治法、处方、用药等。本节记载处方多为中医古籍原方。

十、诸郁、诸气门

诸　郁

六郁

六郁曲苍香附陈，炒栀连翘芎贝苓，枳壳苏梗甜甘草，痰郁星半火柴芩。血郁桃仁红花用。湿郁苍白羌活临。气郁木香槟榔入。食郁三仙缩砂仁。

肝郁

肝郁肝火羚羊然，柴芎赤芍归尾丹，川楝郁金木香附，达郁越鞠逍遥丸。

诸　　气

诸气

分心气饮二陈青，赤芍羌苏桂草通，丁皮腹皮姜灯枣，或去羌芍加香槟。

怒伤肝

解肝煎治怒伤肝，陈朴半苓砂仁研，苏芍生姜胁白芥，气滞木香枳藿添。

梅核气

四七汤理七情气，半夏厚朴茯苓苏，姜枣煎治梅核气，咽之不下吐不出。

快气散橘草香附，妇人气病效如仙，恶阻加上芎归芍，气痰浊滞送白丸。

七情气闷

四磨饮治七情侵，人参乌药与槟沉，壮人减参加枳壳，五磨饮加枳实减去参。

疏散结气

木香流气饮附槟，橘半甘苓莪腹通，丁藿木香苍苏芷，青皮星夏菔苏全。

气痰食

顺气消食化痰丸，青皮星夏菔苏全，曲麦山楂葛杏附，蒸饼为糊姜汁添。

妇女气裹血

经后产后七情伤，因此经闭瘦面黄，俗语说的气裹血，六合汤四物加槟木香。

气火生痰

清气化痰星夏橘，杏仁枳实瓜蒌实，芩苓姜汁为糊丸，气顺火消痰自失。

串气痛

祛痛散治诸气攻，心腹胸胁疝气疼，青槟楝甲元胡没，沉木茴良砂五灵。

奔豚气

奔豚汤治奔豚气，少腹气上冲胸胁，参桂芎甘芩萎葛，挟有热邪李根皮。

又方，小品奔豚汤：芎芍甘草当，芩葛半夏李，水煎引生姜。

笔记栏

诸郁、诸气门，记述了诸郁、诸气分类、处方、用药等。本节记载处方多为中医古籍原方。

十一、疝气、脚气、足癣门

疝气概说

疝气古有七疝名，冲狐颓厥瘕溃癃，治法非一不外气，总归厥阴肝主筋。

疝气治法

七疝通治橘核丸，橘核桃红小茴[川]楝，木香香附山楂子[炒]，神曲糊丸服三钱，寒加桂附热加栀，气加木[香香]附血桃归，痛甚乳没元胡索，睾痛荔楝寒气[吴]萸。

肾中肿火

颓疝肾中如升斗，马蔺花散茴归[元]胡，橘[核]荔[枝金]铃桃木香布，厚朴枳实槟榔投。

小肠疝气

消肾散治小肠疝，少腹内胀抽睾丸，五苓[散]陈皮生姜枣，大小二茴炒飞盐。

肾中红肿硬痛经验效方

槐子、盐水炒黄为末，每服一二钱黄酒下。

脚 气 概 说

脚气为壅疾，湿干分两种，湿肿干不肿，骤补不相宜，另有冲心型，浮肿心中悸。

足癣亦是分两类，湿则冒水干脱皮。

脚 气 治 法

热性湿脚气

芩柏二术知母归，独活槟榔木瓜膝，羌活防风木通地，风热脚肿湿脚气。

防己饮苏槟木瓜，木通香附泽泻加，芎苍壳柏羌独草，风湿肿脚效甚夸。

寒性湿脚气

麻黄佐经汤麻黄，防风防己术苓羌，大黄甘草细姜枣，寒湿脚气肉桂当。

半夏佐经汤辛防，柴苓芩草肉桂姜，白术麦冬和小草，往来寒热似少阳。

干脚气

干脚气多因虚，风气胜致壅疾，四物汤加牛膝，引木瓜煎服愈。

冲心性脚气

鸡鸣散治冲心性，腹中气急和肾病，槟榔木瓜生姜桔，吴萸苏叶橘茯苓。

三和散治肝硬化，脚气腹水肿胀满，二便不畅中挛痛，腰痛疝痛腹膜炎，沉木二香苏橘腹，芎术槟草木瓜姜。

冲心型脚气

变制心气饮冲心型，心悸浮肿心脏性，脾脏肿大心下坚，喘咳气逆呕吐并，苓桂槟夏木通甘草，吴萸苏枳实桑皮鳖甲同。

足 癣 治 法

干湿足癣皆痒疼，脱皮流水不化脓，治法皆以二妙散，苍术黄柏加防风，外上香油兼白矾，枯过入火烧透研，加入芩连黄柏末，干用油调湿上面。

手足皲麻干裂

手足皲麻干皴裂，四物白及炒荆芥(水煎服之)，外用萝卜汁煎洗，羊脂燃油上皲裂。

笔记栏

疝气、脚气、足癣门，记述了疝气、脚气、足癣概说、分类、处方、用药等。笔者在原著中将本节“肾中红肿硬痛经验效方”用红笔标出。本节“橘核丸”药物加减、“足癣”治法为笔者个人经验。

十二、诸 血 门

吐 血 概 说

胃出血必挟食物，黑血成块胃内瘀。

吐 血 治 法

犀角地黄汤

犀角地黄汤胃出血，赤芍丹地炒存性，有热加炒芩连柏，桃仁大黄祛瘀用。

花蕊石散

花蕊石散大口吐；止血化瘀三七面。

花蕊石散配方：蕊石四两、硫黄一两，入瓦罐内，盐泥封口，干入火煅红透为末，每服二三钱，童便热酒送下。

十灰散

十灰散用大小蓟，茅茜丝瓜栀血余，蒲黄荷叶大黄藕，炒灰存性为末吃。（每服二三钱。）

食管出血治法

食管出血吐频繁，胸咽串痛血味咸，归芍延胡郁金丹乌药，犀角三七栀芩连。

肺出血概说

肺静脉血血色鲜，肺动脉血是黑颜，止血凉血清热剂，生地黄汤四生丸，肺中出血色多鲜，先渗后出血色暗，肺管出血咳咯嗽，或挟泡沫或挟痰。

肺出血治法

生地黄汤

生地黄汤肺出血，生地丹麦芍栀膝，元丹参郁金三七荷叶，童尿京墨各半杯。

四生丸

四生丸用三般叶，侧柏艾荷生地协，等份生捣如泥煎，血热妄行吐咯血。

一切邪热吐咯血，芩柏栀连炒存性，躁烦大热渴呕咳，蓄瘀便秘大黄用。

咯血

清咯汤治少阴火，二母二地二陈全，桑桔杏仁少加桂，炒栀阿胶生姜煎。

咳血方中诃子收，瓜蒌海石炒栀投，青黛蜜丸咽噙化，咳嗽痰血服之疗。

清咳汤中归芍桃，白术贝母栀芩炒，青蒿丹皮桔梗草，茯苓银柴治热潮。

嗽血

人参平肺[汤]火刑金，肺痿痰血咳嗽频，芩苓知母天冬骨，桑味生姜草青陈。

痰血

清肺汤中生地黄，归芍阿胶紫菀桑，乌梅二冬陈苓草，栀子黄芩痰血方。

喘咳痰血

百合固金二地黄，元参贝母桔甘藏，麦冬芍药当归配，喘咳痰血肺家伤。

痨热痰血

紫菀汤中知贝母，沙参苓五味阿胶呕，再加甘桔治肺伤，咳血吐痰痨热久。

养阴清肺[汤]一两生[地]，元参八钱六钱冬，丹芍贝母四钱用，薄荷二五草二成。

其余出血治法

齿龈出血

坏血病是龈出血，实者清胃散为最，虚者知柏地黄丸，引火归元少加桂。

衄血

热灼鼻内裂膜衄，堵上鼻腔从口呕，羚羊清肺汤柴芍，元参蒲黄地骨膏，归芍芦荟生地草，衄血栀黄[连]藕白茅。

生地黄汤止衄血，芎地白芍枯芩桔，炒蒲炒栀阿胶珠，丹草茅根侧柏炭。

溺血

清血山栀[饮]四物连，芩蓟蒲黄滑石全，通草四苓导赤散，溺血微痛立能蠲，血淋作痛寻瞿麦，车前牛膝乳没添。

尿血

小蓟饮子藕[节]蒲黄，木通滑石生地凉，归草黑栀淡竹叶，血淋热结服之良。

溺血疼

清肠[汤]溺血少腹疼，归地栀芍连柏通，芩冬萹蓄甘知母，茎痛枳滑减芍苓。

动血

胁痛动血怒伤肝，化肝煎泻青陈丹，炒栀白芍土贝母，便血地榆尿通前。

漏血

升阳和血归橘芪，苍归二地草丹皮，便血如筛知远射，秦艽白芍槐角黑。

便血

升阳祛湿和血汤，升补升芪苓桂苍，归芍丹陈二地草，热加萸连虚参姜。

先便后血

小肠寒湿黄土汤，先便后血干地黄，白术附子阿胶炒，灶中黄土黄芩量。

脏毒下血

解毒汤乃治脏毒，结在肛门便血出，三黄炒栀军风草，连翘枳壳赤芍服。

便血崩漏

脾不摄血寿脾煎，参术归草姜建莲，山药远志梅榆枣，气陷升芪附[子]虚寒。

龙骨、棕炭为细末每服三钱，乌梅七枚、荷叶一钱半，煎汤下。

肠风下血

槐花散用治肠风，侧柏黑荆枳壳充，为末等分米饮下，宽肠凉血逐风功。

加味四物汤芎归，[炒]槐花芍地枳壳随，芥穗黄芩侧柏炒，肠风下血有乌梅。

当归和血地黄升，荆穗槐[角]芎白术清，便血肠风全能治，芩连榆芷可加增。

一切的热性便血

热性便血五黄散，芩柏地连蒲皆炭，或加荷叶乌梅等，或加炒黄枣根[皮]煎。

笔记栏

诸血门，记述了胃出血、肺出血、咯血、尿血、便血等出血类疾病的分类、处方、用药。本节记载处方多为中医古籍原方。本节“花蕊石散配方”“食管出血”治法为笔者个人经验。

十三、诸痛、痹证门

头痛治法

热厥头痛

热厥头痛得暖疼，清上泻火汤羌草荆，苍术蔓荆芪藁本，知柏芩连地柴升。

寒厥头痛

遇寒头痛名寒厥，羌活附子汤为最，麻黄芷草苍升附，橘红僵蚕黄芪类。

痰厥头痛

半夏白术天麻汤，参芪橘蘖及干姜，苓泻曲麦苍术橘，太阴痰厥头痛良。(并治晕)

六经头痛

头痛必用二陈芎，柴芩应在少阳经，太阴苍术吴萸厥，少阴之经细辛灵，羌太阳明膏芷入，这是头痛办六经；血虚四物加黄柏，气虚参芪可加增，感冒芎升羌活葛，湿痰苍白二术用，天麻芩蔓祛风热，以此调剂自安宁。

偏正头风痛

细辛芍药与黄连，芎草柴胡各有权，酒炒黄芩同煎服，偏正头风痛即蠲。

气虚头痛

补中益气加黄柏，细辛苍芎加蔓荆，左边痛甚合四物，右边痛甚合四君。

风火头痛

芎芷石膏治头风，羌菊藁本辛防荆，栀子连翘薄芩草，便秘尿红硝黄攻。

一般的头痛

清上蠲痛[汤]当归芎，辛芷羌活蔓独风，苍菊麦冬芩甘草，生姜三片煎一盅。

偏正头痛

清空散芎柴芩连，羌防升之入顶巅，为末茶调如膏服，偏正头痛一时蠲。

顽固性头痛

荆芥七钱半，防风七钱半，羌活三钱，川芎七钱半，白芷三钱，石膏七钱半，蠋三钱，南星七钱半，雄黄三钱，僵蚕一两，地龙三两，二乌各七钱半，白附子三钱，甘草四钱半，天麻三钱，没药、乳香各三钱。水法为丸绿豆大，每服一钱用茶良。

梅毒性头痛

银花四两、羌独各三钱、蜈蚣三十条、防风四钱半。以此煎服无反应，逐渐往多加蜈蚣。（加至五十条，多则不许。）

头痛闻药方

全蠋十个、一钱细辛、二钱雄黄、二钱冰片，为末，左痛右鼻吸，右痛闻左，全痛双闻。

眉棱骨痛

眉棱骨痛风热痰，羌防甘草黄芩煎，若因肝郁眼眶痛，治用加味逍遥丸。

胃痛概说

古称心痛有九种，九种皆是指胃疼；九种是分风寒热，饮食痰蛭去来虫；心悟九种气血虫，寒热饮食虚疰等；总之不是心脏患，而是俗说心口疼，同学莫被九种限，随证施治是本宗。

胃痛治法

寒气胃痛

客寒犯胃愈痛汤，归莪玄胡灵[脂]良姜。

心腹疝痛

蟠葱[散]肠胃滞不行，心腹胸胁七疝疼，苍草棱莪苓槟桂，青丁砂姜元胡葱。

心胃火痛

心胃火痛上清饮，丹[赤]芍小柴[胡汤]减去参，黄连栀子青皮郁[金]，上焦硬痛合小承[气汤]。

虫攻痛

诸虫上攻胃胸疼，扫虫煎梅槟榔青，乌药吴萸茴榧肉，雄黄朱砂草姜同。

腹胃痛、寒火夹虚虫痛

乌梅丸用细辛桂，人参附子椒姜剂，黄连黄柏及当归，温脏安蛔寒厥祛。

胃痛、寒食气虫痛

心胃虫痛椒梅汤，乌梅花椒朴槟榔，枳实木香砂香附，炙草川楝桂干姜。

胃痛、虫积攻痛

指迷七气[汤]气攻疼，升降阴阳散七情，棱益[智]桂莪香附藿，草陈桔槟大黄青。

一切胃痛

救苦金丹杨氏传，胃痛不论火与寒，沉木丁香[香]附[黄]连[肉]蔻，阿片和均蜜为丸。

腹 痛 概 说

腹痛绵绵不哲休，是寒加味治中求；乍痛乍止多因热，清中[汤]承气量症投；痛甚欲行行痛止，食伤化滞汤可疗；痛来若不离常处，死血桃仁承气逐；按定痛缓腹内硬，胃虚有滞益胃[散]服；重按腹软痛亦减，小建中汤好门由；腹中硬痛拒按者，实证酌以下剂投。

附 治绦虫方

(1)中国方

白瓜子(又名蒌瓜子)二两，炒熟去皮捣泥，莫吃晚饭，次日加糖。早起空腹一次吃完。槟榔片三两，炒用，水煎，在吃完瓜子后一小时一次服之。硫酸镁六钱，在服槟榔后三小时开水冲一次服之。

(2)西药方

阿地平八片、苏打三片，空心一次服，服后三日内虫即下，但虫下之后，其人色变黄白惊，过数日即愈。

腹 痛 治 法

绵绵腹痛

寒痛加味治中汤，橘半苓甘良姜苍，芎芷香附姜蔻厚，或用砂桂理中汤。

乍痛乍止腹痛

热痛清中汤二陈，香附苍芎栀连芩，倘若热结痛硬秘，可以斟酌用三承。

痛甚欲行、行后痛止

食伤宽中化滞汤，砂仁草蔻[枳]壳三仙，参术黄柏能建胃，后重加味香连丸。

蓄瘀死血、痛不移处

死血桃仁承气吃，甘草硝黄桃桂枝，若是跌仆死血痛，复元活血汤莫迟；复元活血汤附方（柴胡、大黄、桃仁、红花、当归、穿山甲、天花粉、甘草）。

按之痛减、重按内硬

胃虚有滞益胃散，陈苓朴草扁豆芪，姜黄砂仁干姜[泽]泻，或把香砂六君与。

腹痛喜按、重按腹软

小建中汤白芍多，桂姜甘草大枣合，更加饴糖补中脏，虚劳腹冷服之差。

腹痛如有头足

肠内气体蠕动疼，腹外望见长包行，干姜蜀椒人参用，这方本是大建中。

腹痛拒按

腹痛拒按便秘硬，实证可下承气攻，手不可近肠肿痛，五黄[赤]芍[连]翘草芒[硝木]通。（五黄即黄芩黄连黄柏大黄栀子）

腹中虚寒、气窜作痛

腹中虚寒气串疼，温中汤良[姜]陈朴益[智]，砂木元胡桂香附，归草生姜酒炒茴。

诸虫痛

化虫鹤虱及使君，槟榔芜荑苦楝群，白矾明粉糊丸服，肠胃诸虫永绝氛。（或加贯仲）

少腹痛治法

肾寒气滞、少腹痛

木香导气汤少腹疼，丁木乳香附三棱，芦芭楝子杜骨脂，炙草大茴盐少冲。

房后受寒少腹痛

房后受寒少腹痛，抽腰抽睾四肢冷，盐炒茴香温酒下，生姜捣汁纳茎中。（愈后可服小建中汤）

少腹蓄瘀、死血痛

少腹蓄瘀干血疼，下瘀血汤用：䗪虫九钱、桃仁三钱、大黄六钱、蜜为丸，每服二钱，温酒送。

少腹痛、腰腿酸

湿郁腹痛引腰足，苡米滑石苓皮投，杏朴桂枝蚕沙炒，萆薢通草防己木。

胸胁痛治法

胸胁痛

胸胁痛乃肝木余，小柴芎芍胆青宜，痰饮橘苓苍星半，死血桃仁四物与；当归龙荟丸除肝火，憋闷醋炒柴五钱青皮一两煎服。

两胁块痛

异香散朴甘蓬棱，郁[金草]蔻青连益沉陈，两胁硬块成积痞，痨痛鳖甲归[赤]芍[丹]参。

左胁痛

左胁疏肝萸连青，红壳柴桃归芍芎。

右胁痛

右胁推气姜黄桂，枳壳陈半炙草充。

两胁皆痛

左右胁痛肝火盛，柴胡芎归汤最灵，白芍枳壳草龙胆，香附砂仁木香青。

胸中痛闷

肺胃食管渗液炎，胸中痛闷喘唾痰，瓜蒌一两薤白三[钱]，二次分服白酒煎，若是前症呕吐者，加入半夏一同煎。

胸痛彻背

若是胸痛彻背痛，加桂[枝]枳[实]朴白酒减。

胁痛腹胀喘

胁痛腹胀气喘息，分气饮苏子桑皮，陈苓腹皮桔草果，炙草姜三盐一粒。

虚性腰腿痛治法

肾虚腰腿痛

腰腿痛因肾水亏，滋阴大补汤山药萸，熟地苁蓉杜膝戟，远苓味杞菖蒲茴。

久虚腰脚筋骨痛

久虚腰脚筋骨疼，宜用十四味建中，十全大补加附子，姜枣麦夏肉苁蓉。

腰痛治法

肾虚腰痛

腰痛多因肾府空，知柏地黄四物杜仲。

醉饱行房

有因醉饱行房甚，食积乘虚入本宫，宜用二陈和四物，曲麦黄柏葛花苁蓉。

肾虚风湿腰痛

肾虚风湿而腰痛，独活寄生汤有功(方见汤头歌)。

积瘀腰痛

瘀血积滞腰痛者，元戎四物是其宗，牛膝红花合四物，大便不利加川军。

肾水亏损

长久腰痛肾水伤，四物骨脂陈茴香，参苓知柏杜膝草，痛甚砂枣沉乳香。

肾虚腰痛

肾虚腰痛青蛾汤，骨脂萆薢芡苡防，熟地白术盐柏母，膝杜核桃草茴香。

气滞腰痛

气滞腰痛肾将惫，防独苏梗青乌壳，香附白术苓赤草，胀加木香柴胡协。

腰腿痛

腰脚筋骨痛养血，归芎生地杜膝桂，山萸骨脂防苓草，土苓核桃黄酒兑。

腰膝痛

当归地黄[饮]痛腰膝，杜膝归地草柏萸，虚寒加桂甚附子，精浊樱骨脂参枸杞。

湿热型腰腿痛

清热胜湿[汤]黄柏苍，灵仙泽膝陈芍羌，木瓜杜仲牛膝草，酸加苡地归已姜。

下肢湿热痛

当归拈痛[汤]羌防升，猪泽茵陈芩葛朋，二术苦参知母草，疮疡湿热腿膝痛。

寒湿性腿酸痛

寒湿侵袭腿酸痛，五钱白术一两苓，一桂二芡三杜仲，一两萆薢二苡仁。

膝下痛独足肿大

桂枝芍药知母汤，麻[黄防]风附[子]术草生姜。

湿热性足膝痛

若是湿热足膝痛，宜服苍柏二妙汤。

下肢一切痛

腿膝足胯痛效方，防[风]柏归[尾]红[花]地龙苍，芍药木瓜桂[枝]附[子]苡，牛膝乳没虎骨[生]姜。

鹤膝风概说、治法

虚热性鹤膝风

鹤膝风乃下元亏,虽分寒热皆阴虚,症状全是独膝肿,膝上膝下渐渐细,红热肿痛易溃者,脓稠当归拈痛与,气郁加味逍遥散,知柏地黄后调理。

虚寒性鹤膝风

虚寒性的鹤膝风,皮色不变木硬起,不痛不热而难溃,久久溃后脓也稀,虚寒桂附地黄用,食少倦怠六君宜。

兼外邪的鹤膝风

兼外邪者防风剂,八珍[汤]羌附[子牛]膝杜[仲]芪。

项、背、肩、臂、膊等部位疼痛治法

肩胛凝痛

葛根汤治感冒风,臂不能举是肩凝,项背几几肩胛痛,并治耳眼鼻[窦]炎症。

肩凝

臂不能举舒经汤,气血凝滞用姜黄,海桐归羌赤芍草,酒炒白术磨沉香。

手气

手肿臂膊指掌痛,乃是手气当归用,羌活赤芍姜黄草,桂枝黄芪薄荷共。

气虚肩臂痛、不能举、痛无定处

痛无定处臂不举,[灵]仙桂[枝]姜[黄]桑[枝]补中益[气汤]。

肩痛

提肩散风芎草羌，芩连白芍藁本姜，气虚参芪血归地，湿加防己苡米苍。

臂痛

湿痰横行作臂痛，二术汤用二陈星，风寒灵仙羌香附，酒芩生姜煎服轻。

肩凝敷法

敷法葱须姜芥末，麝香樟脑鲜地龙，共捣为泥酒调敷，汗出揭去热巾蒙。

周身痛、痹痛、痛风治法

遍身肌肉血管痛

趁痛散治遍身痛，桃红乳没归五灵，香附地龙膝羌草，或加酒炒芩柏同。

周身筋骨痛

风热血燥筋骨疼，四物加入秦艽风，荆芷羌升炒牛蒡，水煎甘草和蔓荆。

周身骨节痛

湿痹骨节烦痛麻，宣痹汤已翘栀滑，蚕沙豆皮苡夏杏，痛甚姜黄海桐加。

周身痛，身重

湿郁汤治雨露袭，体痛身重脉沉细，二术二陈朴香附，羌独抚芎生姜泚。

筋痛

舒筋汤用赤芍归，白术姜黄海桐皮，羌活生姜炙甘草，煎成沉香磨一杯。

湿痰致一身烦痛

一身烦痛湿郁痰，二术二陈威灵仙，南星白芍羌防芷，酒芩竹沥生姜煎；并治关节炎。

虚性筋骨痛

虚弱之人受阴风，而致遍身筋骨疼，肾虚气虚三气饮，熟地归芍桂茯苓，辛芷杜膝枸杞草。气虚参术麻黄[受]风。

血瘀滞身痛

身痛逐瘀膝地龙，秦羌香附草归芎，苍柏黄芪量加减，要用灵脂桃没红。

手足不能伸屈，周身痛骨节肿

四肢节肿周身痛，清风二陈羌独风，白术木瓜归防己，艽膝元胡壳桂枝。

一般的痛风

参五秦艽治痛风，芩地苍柏赤芍芎，羌独红花狗脊艽，参芪连草杜膝同。

湿热痛风

黄柏苍术天南星，桂枝防己及威灵，桃仁红花龙胆草，羌芷川芎神曲听。

湿蕴周身，痛腿脚抽

满身皆痛腿脚抽，疏肝祛湿柴草陈，归苓苍柏三钱用，四钱白芍[一]两苡仁。

痹病概说

痹者闭证是不通，风寒湿三合而成，不可举一而废二，各有偏胜为命名：风气胜为行痹病，寒气胜者痛痹称，湿胜麻木为着痹，五痹脉肉皮骨筋。

痹病治法

治痹且忌收敛剂，三痹汤方是准绳，三痹原方独活寄生汤，增芪续断减寄生，何气偏胜加何方，临证随时再变通。

笔记栏

诸痛、痹证门，记述了头痛、心痛、胃痛、腹痛、腰腿痛、周身痛、痹痛等疼痛类疾病的概说、分类、处方、用药。本节"偏正头风痛"治疗、"梅毒性头痛"治疗、"头痛闻药方"、"眉棱骨痛"治疗、"治绦虫方"、"腹痛拒按"治疗、"诸虫痛"治疗、"房后受寒少腹痛"治疗、"胸胁痛"治疗、"左胁痛"治疗、"右胁痛"治疗、"肾虚腰痛"治疗、"气滞腰痛"治疗、"腰腿痛"治疗、"寒湿性腿酸疼"治疗、"下肢一切痛"治疗、"鹤膝风"分类及治法、"肩凝敷法"、"周身筋骨痛"治疗、"湿痰致一身烦痛"治疗为笔者个人经验。

十四、麻木、痿病、痉病门

麻木概说

麻木多因久患虚，血行涩滞卫气亏，麻犹绳缚初解感，经络时疏肉唧唧，木如木头无知觉，死血湿痰络管塞。

麻木分类

浑身麻木

神功散黄芪与蔓荆，芎归甘草芍药同，浑身麻木此方效，麻甚黄芪加倍增。

肩臂膊两手指麻木

芎归益气汤芪参，甘草升柴芍药均，肩臂膊手麻木治，四肢困倦亦可吞。

两腿麻木

导气汤芪橘草青，当归泽膝共柴升，红花五味同煎服，两腿顽麻此方灵。

四肢麻木

天麻黄芪汤苓当，泽膝升柴甘草羌，葛根神曲陈皮柏，参连苍术赤芍姜，四肢麻木中风后，口眼㖞斜亦可尝。

十指麻木

十指麻木苦难当，湿痰死血胃中藏，二陈二术桃红入，少加桂枝附络疏畅。

痿病概说

痿病多因气血亏，正不胜邪病肺脾，此症切莫当风治，而是痰火把正欺，肺主四肢脾主肉，肺痿咳干痰沫是津亏，经云五脏分五痿，独取阳明是正规。

痿病治法

五痿通治

五痿通用五痿汤，四君冬苡知柏归，心气热加丹参连地，肝气热加丹皮苓膝，脾气热加生地翘，肾气热加斛地膝，肺气热加天冬百合，竹沥川贝夹痰与，湿痰加入法半夏，桃仁红花治血瘀，气血两虚十全补，久病健步虎潜吃。

痉病概说

痉病发作时似痫，痉乃正虚外邪干。

痉病治法

柔痉汗多刚无汗，刚用麻黄汤柔桂枝汤。

一切虚性痉病

治痉皆用八珍汤，刚痉少加荆防羌，柔痉伤津少加桂枝，挟热冬地痰竹沥陈，气虚补中益气用，血少人参归脾汤。

笔记栏

麻木、痿病、痉病门，记述了麻木、痿病、痉病的概说、分类、处方、用药。本节记载处方多为中医古籍原方，笔者在原著中将本节“五痿汤”用红笔标出。本节“五痿汤”加减、“一切虚性痉病”八珍汤加减为笔者个人经验。

十五、眩晕门

眩晕概说

晕觉头晕欲倒状，容容如在舟车上；眩是目眩眼花乱，是觉天转地也转；经云掉眩属肝木，皆是下轻上重恙。

眩晕治法

湿痰眩晕

肝郁眩晕逍遥散，气虚血虚痰湿寒，湿痰眩晕有主方，半夏白术天麻汤。半夏天麻汤橘红，白术甘草姜枣苓。

寒湿上冲

寒湿上冲眩晕方，只用苓桂术甘汤（方见汤头歌）。

水晕小便不利

小便不利水晕方，只用泽泻一味良。

肾虚寒眩晕

真武汤理肾中阳，茯苓术芍附生姜，眩晕阵阵欲擗地，悸眩瞤惕保安康。

痰火晕

清眩抑火二陈煎，蔓荆薄荷栀芩连，宿痰火动眩晕甚，加入石膏立见安。

痰火晕吐

二陈加入草栀连，芎[香]附香砂曲糵全。

风痰头痛晕

芎辛导痰汤荆防，天麻夏草薄荷良，草蔻白芷香附米，眩晕头痛藁本尝。

笔记栏

眩晕门，记述了眩晕的概说、分类、处方、用药。本节记载处方为中医古籍原方。

十六、狂、癫、痫门

狂、癫、痫概说

狂乃重阳重阴癫，突然发作是谓痫。

狂病概说

狂病刚暴逾骂，不避亲疏胡乱言，甚则登高弃衣走，或歌或唱不安然。

狂病治法

狂病多因痰火聚，初起可用滚痰丸，伤寒燥屎大承气，痰火便硬服蛮煎。

喜笑病

心血不宁喜笑常，养血清心主癫狂，四君归芎用生地，枣仁远志麦石菖。

服蛮煎方

服蛮宁志清心肝，生地麦冬芍药丹，斛通茯神蒲二母，星陈石膏硝黄添。

气迷心窍

气迷心窍独方治，就是郭氏醒迷丹。

处方：马蛇子二个，甘遂四钱，朱砂三钱半，牛黄一分。

以上共为细末，一料是两服，当日一服，过三日一服，再过五日一服，再过七日一服。轻者二三服即愈，重者四服即愈。头一服用生猪心一个，将大头劈开，将药末装入，用炭火煨熟后，将药末倒在茶碗内，再用砂吊或砂锅煮猪心汤和药末送下，第二次用生猪心一个煮汤送药末，第三次和第四次俱用猪心汤送下，患者若不吃可令亲人灌下。若服前后泻不止，喝冷水即补，不忌生冷，忌发物，鸡、鱼、羊肉忌七天，房事忌一百日、响器十四日，骡、马、驴、黑鱼肉忌三年，狗肉永不许吃。

附方 治狂病，控痰丸

遂戟白芥为糊丸，各味等份黄豆般，隔夜每服四十粒，量人强弱服加减。

癫病概说

癫病精神显凝呆，或哭或笑如醉焉，颠三倒四手足舞，语言无序秽不闻，初用柏子养心汤，后服朱砂安神丸。

癫病治法

柏子养心汤

精神错乱号曰癫，心血亏少致此愆，柏子养心芎术草，蒲远麦冬枣仁酸，当归茯苓和半夏，生地朱砂与黄连。

壮实人癫

壮实之人患癫病，可服一味苦参丸。

产后癫病

产后血迷心包癫，逍遥汤加桃红苏木远。

附 邪祟[1]

邪祟发病也突然，哭笑胡说有鬼缠，神苍菖志茯鬼箭，桃奴牛黄朱砂研。

---

1 邪祟：指精神错乱。

痫病概说

痫病发作是突然，犯时跌倒不知险，口㖞眼斜抽掣疭，叫五畜声流涎痰，五声猪羊牛马犬，总之皆因火与痰。

痫病治法

壮实人痫

壮实人用瓜蒂散。

虚弱人痫

虚人可用安神丸。

治痫安神丸

归地炙草酒炒连，朱砂为末水飞研，蒸饼糊丸黍米大，早晚每服五十丸。

痰火痫

痰火姜草星芩半，橘苓枳桔竹沥连。

惊痫性歇斯底里

(一)

甘麦大枣汤。

(二)

柴胡加龙骨牡蛎汤。

羊痫风

全虫、半夏、钩藤各二两，天虫、天麻、川军各一两，为末每用一钱装鸡子内，煨熟每日服一个。

笔记栏

狂、癫、痫门，记述了狂、癫、痫的概说、分类、处方、用药。笔者在原著中将本节“服蛮煎”“郭氏醒迷丹”用红笔标出，本节气迷心窍的郭氏醒迷丹的药物用量、炮制方法、用药禁忌、“邪祟”治疗、“痰火痫”治疗、“羊痫风”治疗为笔者个人经验。

十七、三　消　门

概　　说

三消之症有三多，渴多喝多尿也多，三消忌用发汗药，燥湿之剂也莫喝，上消为肺舌唇干，中消消谷善饥饿(病在脾)，下消为肾耳焦黑，三症皆是脏器热，三脏津枯饮自救，且不吸收排尿多。

治　　法

三消主方

治用大量归芎地，随症加药是规则。

上消

上消生脉[饮]花粉入，酒客葛根上方加。

中消

中消消谷不生津，大便秘硬溺赤涩，加入知芩膏滑石，三黄丸治热秘渴。

三黄丸

三黄丸用芩连军，蜜丸每服一钱重。

下消

下消烦渴小便浊，归芍地黄是可喝，再加二冬枸杞子，知柏五味元参和。

三消通治

三消通治藕汁膏，花粉二冬黄连炒。以上四味为细末，人乳生地藕姜汁蜜炼膏，每服一匙白水下，一日三次病渐消。

胃虚火胜渴三焦，竹叶黄芪汤归芍，生地麦冬黄芩炒，人参甘草加石膏。

下消强中茎长兴而少精（愈后必发痈毒），用甜桔梗一两煎服之，数剂愈。

笔记栏

三消门，记述了三消的概说、分类、处方、用药。本节“三消主方”及上消、中消、下消药物加减，“三消通治”三方为笔者个人经验。

十八、虚损、痨病、痨瘵五蒸门

虚 损 治 法

肺虚

肺虚咳嗽皮毛枯，沙参芪阿胶五味百部，山药紫菀瓜蒌子，水煎和入麦冬茯。

心虚

心虚血少恍惚惊，妇人血少或无经，羚羊犀角山药远志，四物枣仁麦门冬。

脾虚

脾虚肌肉日消瘦，芪术三仙鸡头米[1]入，橘半莲子炙甘草，山药参苓白扁豆。

肝虚

肝虚原来无补剂，胁胀或眩或脚抽，木瓜苡米龙胆草，胡连枣仁要炒熟。

肾虚

肾虚骨痿腰腿软，知柏山萸四物兼，虎骨鹿茸莲须芡，覆盆山药败龟板，元参牛膝炒杜仲，五味牡蛎与石莲。

气血虚

气虚不离四君子，血虚不离四物汤，气血两虚八珍用，十全大补补方强。

大补元气

大补元煎气血伤，枸杞参归熟地黄，杜仲炙草山萸药，虚寒芪术桂附姜。

五脏虚损

补天河车大造丸，参芪术苓归芍枣仁，熟地枸杞山药远，龟板河车鹿角胶。

肾虚命门有火

肾水虚损命门旺，宜用清离滋坎汤，知柏地黄甘术枣，二冬白芍当归姜。

阳痿不举

阳痿不举肾水干，熟地山萸巴戟天，苁蓉远志参术归，茯神杜仲水

1 鸡头米：指芡实。

来煎。

阳痿早泄

赞育汤阳痿早泄精，仙茅巴戟参术茸，地归杞床韭附子，山萸淫羊杜桂苁。

阳强不倒

阳强不倒虚火炎，黄柏知母用水煎，服后立时能自倒，后服元参麦桂安。

水虚不能制火

阴虚热盛用左归饮，地草苓杞山药萸，肺热麦冬脾热芍，心热元参血丹皮。

阳虚自汗

自汗大补黄芪汤，八珍减芎有枣姜，乌梅牡蛎浮小麦，五味山萸枣仁防风。虚中有热自汗方，只用当归六黄汤。

阴虚盗汗

盗汗人参养荣汤，减桂加冬芪加量。

阴阳俱虚汗

自汗盗汗阴阳虚，补中益气升柴去，加入知柏苓芍枣仁，浮麦红枣牡蛎梅。

痨病治法

肾痨

肾痨四物本为君，足肿腰痛梦泄精，面黑耳轮焦枯甚，泽膝杜仲味二冬。

心痨

心痨恍惚多闷烦，面赤咯血舌燥干，菖蒲麦冬茯神远，莲心胡连与黄连。

肺痨

肺痨咳红喘嗽衄，皮肤枯槁又失音，冬花桑菀鹿茸贝，麦冬百合兜沙参。

肝痨

肝痨胁痛面色青，虚阳上犯眼发红，柴芩竹茹龙胆草，青皮竹叶水煎浓。

脾痨

脾痨面黄唇燥干，食而无味腹痛缠，四君苡米怀山药，猪苓泽膝扁豆莲[子]。

阴虚性百痨

滋阴百痨汤四物，天冬知柏陈甘术，咳喘桑蒌兜五味，痰多贝母半姜投，梦遗牡蛎和龙骨，潮热鳖甲和地骨，衄血栀芩白莲藕，呕血黄连芍炒蒲，盗汗酸枣浮小麦，二浊黄连盐柏茯。

阳虚性百痨

阳虚百损五劳[七]伤，急服黄芪益损汤，十全麦味斛丹药，自汗浮麦梅枣姜。

劳心过度

劳心过度伤精神，头目眩晕痿脑筋，补血汤参四物草，枣神麦味栀朱陈。

劳力过度

劳力过度谓辛痨，补气汤用参术草，炙芪麦冬陈皮味，倦加附子生姜枣。

痨瘵五蒸治法

五蒸主方

五蒸主方知芡芩，生地炙草茯苓参，竹叶石膏和粳米，临时加减按经分。

肺蒸

肺蒸鼻孔多燥干，喘咳浑身热来侵，紫菀二苓桑皮叶，芩膏栀子与人参。

心蒸

心蒸舌裂枯口唇，披发嚎叫浪语频，丹地赤苓当归并，木通黄连合煎吞。

脾蒸

脾蒸烦躁仍兼呕，食味不知或苦臭，白芍木瓜粉干葛，热倍石膏呕加竹茹。

肝蒸

肝蒸眼黑寒热频，爪甲焦枯是本因，柴前芎归瓜蒌子，再入前方效如神。

肾蒸

肾蒸两耳皆黑焦，面黑足热腰也疼，丹皮鳖甲生地骨，归身知柏杜仲膝，石膏寒水天冬类，便赤滑泽猪赤苓。

笔记栏

虚损、痨病、痨瘵五蒸门，记述了虚损、痨病、痨瘵五蒸的分类、处方、用药。笔者在原著中将本节“气血虚”治疗、“五蒸主方”用红笔标出。本节“肺虚”治疗、“心虚”治疗、“脾虚”治疗、“肝虚”治疗、“肾虚”治疗、“阳强不倒”治疗、“阴阳俱虚汗”治疗、“肾痨”治疗、“心痨”治疗、“肺痨”治疗、“肝痨”治疗、“脾痨”治疗、“阴虚性百痨”治疗、“肺痨”治疗、“心蒸”治疗、“脾蒸”治疗、“肝蒸”治疗、“肾蒸”治疗为笔者个人经验。

十九、悸病、怔忡、失眠、嗜睡门

心悸、怔忡、虚烦、失眠治法

心悸冲逆

心悸冲逆或遗精，桂枝甘草牡蛎龙[骨]。

惊悸

惊悸四物安神汤，参术神芎地芍当，枣麦竹茹栀连炒，乌梅炒米大枣姜。

心悸亢进

神经性的心悸动，或是心脏瓣膜病，桂枝牡蛎吴萸草，李根白术朱茯苓。

停痰心悸

时跳时止漉走痰，二陈冲入辰砂研。

停水心悸

若是停水心下悸，前方加入猪泽煎。

惊吓悸

触事易惊悸一阵，温胆枳茹同二陈。

心悸出虚汗

心悸跳动出虚汗，人参当归各五钱，共入砂锅白水煮，喝药汤汁腰子餐。

怔 忡 概 说

惊悸心跳筑筑动，触惊心跳静时宁，怔忡心中不安宁，怏怏摇动无时宁。

怔 忡 治 法

心肾不交

心肾不交精血虚，怔忡不安夜发迷。

怔忡

枣仁莲心朱[砂]苓远，参芪姜枣陈草归。

怔忡不眠

怔忡不寐心血亏，参归茯神牡丹皮，麦冬九菖甘五味，日升夜熟枣仁倍。

怔忡健忘

思虑过劳怔忡忘，只需人参归脾汤。

失 眠 治 法

虚烦失眠

心虚烦热夜不宁，远志汤芪归麦冬，不眠枣仁参陈草，烦甚石斛知竹灯。

躁烦失眠

[银]柴胡温胆汤人参，陈半远志枣茯神，熟地五味竹茹草，枳实大枣姜灯心。

思虑失眠

思虑不寐心血耗，益荣[汤]参芪归草芍，石英[茯]神远[志]枣[仁]柏子[仁]，气加木香引姜枣。

懊恼虚烦失眠

懊恼虚烦不得眠，栀子豉汤有特权。

嗜睡治法

食后即困

食后即困脾虚然，二陈四君焦三仙。

脾胃虚弱食后昏，嗜睡无劲四肢沉，补胃汤归芪草炙，苍柏升柴曲青参。

四肢怠惰、嗜睡

四肢倦怠多卧睡，人参益气汤参芪，升防桂味生炙草，白芍生地和熟地。

多眠，身重或泻

体重或泻多寐方，平胃散加白术防。

笔记栏

悸病、怔忡、不眠、嗜睡门，记述了悸病、怔忡、失眠、嗜睡的分类、处方、用药。本节“心悸亢进”治疗、“停痰心悸”治疗、“停水心悸”治疗、“惊吓悸”治疗、“心悸出虚汗”治疗、“怔忡”治疗、“怔忡不眠”治疗、“虚烦不眠”治疗、“多眠，身重或泻”治疗为笔者个人经验。

二十、淋浊、遗精门

浊病、淋证、梦遗、滑精、淋闭概说

浊病多因湿热生，尿是浑浊不澄清，浊病多是不疼痛，白浊泔色赤浊红；淋病淋涩不甚通，白淋疼缓赤淋疼，溺出纯红为尿血，随尿而泻是败精；梦交而泻为梦遗，不梦而泻是滑精，淋闭是说便不通，皆是管道炎肿症；小便不通导水散，大便不通通幽汤，二便不通八正散，石淋猪苓汤加灯。

浊病治法

便浊主方

便浊湿热浑浊成，清热化湿并提升，二术二陈升柴用，阳升湿化便自清。

一切浊带

清心莲子饮人参，莲子茯苓地骨冬，芪草黄芩车前子，肾炎带下淋浊精。

白浊

白浊其色应肺经，气虚湿热是其情，二陈白术参芪用，或加升柴上提功。

赤浊

赤浊其形应属心，血虚热盛是其因，只用知柏和四物，珍珠母粉共煎吞。

赤白浊

水火分清散二浊，分利萆薢二苓车，陈壳术泻麻黄草，久病减麻白酒喝。(或用萆薢分清饮)

滑精治法

滑败精

所愿不随滑败精，随尿而泻软足胫，久成虚痨橘远味，八珍芪桂减川芎。

滑精

育神[汤]参术归草苓，萆薢菖蒲益智仁，龙骨牡蛎石脂远，茯苓止滑又育神。

金锁固精芡莲须，龙骨蒺[藜沙]苑牡蛎需，莲粉糊丸盐酒下，涩精秘气滑不遗。

夜梦鬼交

夜梦鬼交定心汤，芪麦芎术茯苓当，人参石膏远志草，梦中恍惚失精方。

梦遗

夜梦遗精或滑精，滋阴汤中八珍樱，莲蕊枸杞杜膝远，龙牡骨脂天麦冬。

淋闭治法

赤淋

大分清饮炒栀通，枳壳车前猪泽苓，血淋胆草芩柏炭，便硬大黄蓄[血]桃红。

血淋

小蓟饮子炒蒲黄，木通滑石生地凉，归草黑栀淡竹叶，血淋热结服之良。

淋浊

小便癃闭淋浊疼，化阴煎盐猪泽苓，二地牛膝知柏入，龙胆车前绿豆同。

五淋

膀胱湿热五淋生，砂石豆汁膏泔红，五淋茵陈通竹叶，炒栀滑甘赤芍苓，溺痛合用导赤散，生地加入这方中。

石淋

茎中憋痛尿石砂，滑石猪泽海金珀。

淋小便不通

膀胱热淋溺不通，导水散归车二苓，瞿知泻草石莲子，连柏栀滑灯心通。

又方：输尿管肿尿不通，通草瞿麦猪车通，枳实芩苓灯滑草，咽肿凉膈[散]加方中。

淋大便闭

通幽汤中二地俱，桃仁红花归草需，升麻升清亦降浊，噎塞淋闭此方宜。

淋二便不通

八正木通与车前，萹蓄大黄滑石研，草梢瞿麦炒栀子，煎加灯心痛淋蠲。

久淋

久淋不止滋阴散，二术四物和二陈，知柏牛膝升柴酒，水煎露宿起早吞，淋久气虚补中益，金匮肾气久亏阴。

凝固白淋

白淋凝固似米饭，刺猬皮散民间传，猬皮焙黄黄酒下，每服钱半盖被汗。

气结淋

气淋气滞溺不通，脐下少腹胀闷疼，荆芥陈皮香附瞿，木通麦芽赤茯苓。

笔记栏

淋浊遗精门，记述了淋浊遗精的概说、分类、处方、用药。笔者在原著中将本节“凝固白淋”用红笔标出。本节“便浊主方”、“白浊”治疗、“赤浊”治疗、“赤白浊”治疗、“滑败精”治疗、“五淋”治疗、“石淋”治疗、“凝固白淋”治疗、“气结淋”治疗为笔者个人经验。

二十一、咳 喘 门

咳喘概说

肺主呼吸赖协力，皮毛是肺代偿器，呼吸依靠横膈膜，上腹胁间是动力，咳嗽喘皆发于肺，致病之因要分析，寒热虚实表里因，风火食水痰血瘦，咳谓无痰非无痰，只因痰稠上来难，嗽谓有痰是有痰，痰稀随嗽即出痰，喘是呼吸气急促，摇身撷肚或抬肩，喘声呀呷促为哮，喉中辘辘是为痰，声嘶拽锯是险症，气短呵欠亏丹田。

咳嗽治法

客邪尚浅身未虚时一切咳嗽

《医学心悟》止嗽散，一切咳嗽全都管，菀桔陈部荆[芥白]前草，为末白水服三钱，客邪浅时宜早服，随症调引效百般。

伤风咳嗽

杏苏饮治风伤卫，杏仁紫苏前桔同，枳壳桑叶黄芩草，麦冬贝母和橘红。

一切感冒咳嗽

参苏饮、芎苏饮、香苏饮等方（俱见汤头歌）。

风温咳嗽

风温但咳桑菊饮，杏壳薄芦苦梗甘，暮热犀元喘膏母，再加麦地玉竹丹。

秋燥咳嗽

秋燥咳嗽杏薄荷，蒌贝花粉甘桔和，杷叶桑叶牛蒡子，喉肿射[干]冬头膏勃。

冬天受凉犯喘

麻杏芎苏前葛多，二陈枳桔加薄荷，连感三冬咳嗽喘，葱姜见汗病即瘥。

连咳（百日咳）

连咳不回如鸡声，千金苇茎[汤]葶苈同，桃苡冬瓜仁滑枣，百日咳加百部杏。

夜嗽

阴虚咳嗽夜间甚，熟地玉竹冬沙参，地骨扁豆芡实米，胡连青盐白茯神。

年久嗽

年久咳嗽效如神，生地二母沙元参，冬花二冬百合部，芩丹枳桔甘草陈。

肺燥嗽

肺燥咳嗽清肺汤，二冬二母橘芩桑，痰加蒌半喘朴杏，甘草枳桔水煎汤。

久嗽失音

久嗽伤肺哑失音，元气虚弱用补中，加入知柏五味杏，黄芩瓜蒌天麦冬。

久嗽失音阿胶冬，玉竹石斛沙参苓，熟地丹芍芡扁豆，山药莲肉味草同。

咳黄稠痰

膈热便秘咳痰黄，凉膈[散加]枳桔杏参桑。

咳唾稀痰

咳唾喘息不得卧，小青龙汤是可喝（方见汤头歌）。

痰积胁下咳痛

胁下积痰咳嗽疼，白芥杏草陈半苓。

阴亏痰盛咳

金水六君方，二地二陈当。

咳嗽痰血

咳嗽痰血有效方，只用百合固金汤(方见汤头歌)。

阴虚咳嗽

保肺清金四阴煎，生地白芍麦苓甘，沙参百合熟地骨，痰多胶贝花粉添。

治咳嗽活套方

保肺汤苓杏[花]粉苏，桔梗芩栀半前胡，甘橘姜灯痰星沥，风嗽麻枳石甘入，浮洪喘甚桑葶防，黄昏参味蒌白术，上午胃火石膏母，下午知柏二冬投，秋加桑[叶]防冬麻桂，春芍芎柴夏麦竹，呕吐二陈平胃散，加入枳实姜白术。

劳伤、搬努、干咳、痰中带血方

文蛤、牛子、土鳖虫各等份为末，蜜丸三钱，每服一丸，日服三丸，小儿酌减。

喘 治 法

治喘活套方

六脉[浮]洪大实喘息，五虎汤麻膏甘细，桑杏半枳葱姜引，痰喘苓星香附与，火喘芩栀苏麦味，遇劳则发补中益，食后食喘三仙腹，便硬硝黄苏子泥，肺火芩栀痰苓半，枳楂腹皮治挟食，哮喘白果麻苏子，半夏冬花桑杏吃。

哮喘

哮喘气急不得息，均气八仙汤效奇，麻杏石甘芩桔梗，知母贝母辛少与。

哮吼

哮吼喘促四肢凉，六脉沉细脾气伤，参芪白术苓夏杏，二冬甘味陈枣姜。

虚喘

肺虚上喘喉有声，坐卧不安胸膈疼，人参定喘胶味半，麻黄罂粟草桑同。

痰火喘

痰因火动气喘壅，清膈陈贝胆星通，海石白芥渴膏粉，栀泻利水硝黄攻。

喘不得卧、面浮足肿

喘不得卧肿面足，四肢膀肿湿气阻，陈腹苓桑皮朴苡，葶杏通草猪泽苏。

老喘咳嗽

老喘咳嗽效方煎，麻杏石甘厚朴军，米壳广皮三钱等，五味钱半辛一钱。

定喘方

定喘白果与麻黄，款冬半夏白皮汤，苏杏黄芩兼甘草，肺寒膈热喘哮尝。

久咳喘痰血

养肺平剂肺气虚，病久咳喘血腥唾，参草杏阿知母枣，乌梅罂壳骨桑皮。

咳喘自汗吐脓

自汗咳嗽荣卫伤，喘急唾脓宁肺汤，八珍桑皮胶麦味，紫苏五叶三片姜。

笔记栏

咳喘门,记述了咳喘的概说、分类、处方、用药。笔者在原著中将本节“伤风咳嗽”“风温咳嗽”“连咳(百日咳)”“劳伤、搬努、干咳、痰中带血”用红笔标出。本节“秋燥咳嗽”治疗、“冬天受凉犯喘”治疗、“夜嗽”治疗、“年久嗽”治疗、“久嗽失音”治疗、“咳黄稠痰”治疗、“痰积胁下咳痛”治疗、“治喘活套方”、“哮吼”治疗、“虚喘”治疗、“痰火喘”治疗、“喘不得卧”治疗、“老喘咳嗽”治疗为笔者个人经验。

二十二、肺痿、肺痨、肺痈门

肺 痿 治 法

肺痿咳血

肺痿咳痰血逆行,紫菀散用人参苓,五味阿胶桔梗草,知母贝母肺自清。

痰喘嗽血

保和汤清肺火痰,二冬五味百合甘,桔梗兜铃胶苡米,薄荷知母饴糖添。

肺痿久嗽

肺痿久嗽皮肤黄,养肺去痿生地黄,银花贝草麦苑部,白薇冬花百合汤。

肺痿自汗无神

肺痿自汗嗽无神,薏苡仁汤黄芪参,归芍麦冬味百部,百合白及草桑芩。

肺痿咳嗽或痰血

紫菀汤中知贝母，参苓五味阿胶藕，再加甘桔治肺伤，咳血吐痰痨热久。

肺痨治法

肺痨效方

滋阴抗痨月华丸，二冬二地阿胶川贝山药，三七獭肝沙参苓部，菊花桑叶熬膏蜜为丸。

秦艽扶羸汤鳖甲柴，地骨当归紫菀偕，半夏人参姜枣草，肺痨蒸嗽加乌梅。

黄芪鳖甲地骨皮，艽苑参苓柴半知，地黄芍药天冬桂，甘桔桑皮痨热宜。

肺痈治法

肺痈加味甘桔汤，橘红白及贝苡良，金银花和甘葶苈，初加荆防虚加芪参。

桔梗汤中用防己，桑皮贝母瓜蒌子，甘桔当归杏苡仁，黄芪百合姜煎此，肺痈吐脓或咽干，便秘大黄可加使。

万森效方、肺溃烂

咳喘依息胸内疼，臭痰五色烂肉脓，肺痨咳血五心热，茅根香附当归头小生地一两秤，元胡丹皮桑叶瓜蒌栀子黄连五钱，九钱杏仁八钱寸冬。此方一剂分三服，连服数剂必建功，后将此方配蜜丸药，早晚三钱温水送。

肺结核治法

咳痰骨蒸自汗盗汗，黄芪白参各五钱，五两红糖菠菜籽五两，共合一处为细末，斤半大蒜去皮煮熟，捣烂为丸重二钱，每日可服二三次，每次只可服一丸。

咳痰带血潮热骨蒸，渐瘦盗汗梦遗精：龙骨五钱、牡蛎七钱、白及一两、没药三钱、沙参三钱、山药五钱、茯苓四钱、蒲公英三钱、蛤蚧二个头足去、一两半金银花，水煎浓，适用结核浸润性，形成空洞有效能。

咳痰吐血午后烧，菠菜籽儿二两高，百部五钱要生用，白及一两共研好，为末日服二三次，每服二钱开水调。

咳痰带血颊颧红，日益消瘦胸隐疼，白果一两去皮煨，三钱白及与冬虫，百部五钱共为末，日服二次每次二钱秤。

功劳叶四两、地骨皮三钱、女贞子三钱、甘草一钱，水煎服一日两次。

肺结核曾用西药久治无效者

川桔丸治肺痨病，方载江苏中医中，西药不效有啰音，甚至恶化空洞成，川贝三两桔梗二，乳没百部各二两称，为末水丸早晚服，每服二钱开水送。

空洞性肺结核

空洞性肺结核：川贝三两，白及、百合二两，为末，每服一钱五，白水送下早晚吃。

笔记栏

肺痿、肺痨、肺痈门，记述了肺痿、肺痨、肺痈的分类、处方、用药。笔者在原著中将本节“肺痨效方”“万森效方、肺溃烂”用红笔标出。本节“万森效方、肺溃烂”药物剂量及用法、“肺结核治法”下列各方均为笔者个人经验。

二十三、疟 疾 门

疟 疾 概 说

疟疾近代知原虫，主要防止蚊子叮，症状按时发热冷，天天隔日有不同，治疟三方斟酌用，另症参看另方中。

疟疾治法

一方湿疟

治疟一方陈半苓，苍朴灵仙柴芩青，槟榔炙草姜三片，井河水煎露一盅。

二方滋阴

治疟二方首乌陈，当归鳖甲柴草芩，苓术灵仙姜知母，井河水酒效方吞。

三方峻补

治疟三方峻补攻，补中益气原方用，知冬首乌青蒿入，姜三枣二水煎浓。

截疟

截疟七宝长山果，槟榔朴草青陈藿，水酒合煎露一宿，阳经实疟服之妥。

常山饮中知贝取，乌梅草果槟榔俱，姜枣酒水煎露之，截痰截疟功甚兴。

疟痢

疟痢并行脉滑数，柴芩煎通泻壳栀，纯血鲜红芍药草，气陷防风能胜湿。

疟母

脾脏肿大谓疟母，生鳖牡蛎青元胡，归尾软柴去皮桂[枝]，焦楂砂仁俱炒熟。

鳖甲饮子治疟母，甘草芪术芍芎隅，草果槟榔厚朴增，乌梅姜枣同煎服。

疯疟

疟疾来时打骂闹，痉厥昏谵或嚎叫，犀角元参银翘杏，冬贝菖蒲竹叶膏。

杨玉濬治疟专方，一般疟疾皆效

常山草果槟楂朴，白芍柴芩连翘合，红枣三个姜三片，黑豆三十零一个。

笔记栏

疟疾门，记述了疟疾的概说、分类、处方、用药。笔者在原著中将本节“杨玉濬治疟专方”用红笔标出。本节“疟疾治法”三方、“疟母”治疗、“疯疟”治疗为笔者个人经验。

二十四、眼　目　门

眼目五轮概说

眼病所主分五轮，水风气血土来分，瞳肾睛肝白属肺，眼胞属脾赤脉心。

眼病治法

天行赤热

驱风散热饮子方，牛子连翘防风羌，赤芍归芎薄荷草，目红炒栀酒大黄。

眼赤肿

祛风清热赤肿疼，归尾赤芍地连芎，芩栀连翘荆防薄，枳桔羌芷草七灯。

暴风客热、泪多涩痛

暴风客热泪似汤，头痛目涩痛难当，洗心散草归荆薄，[白]术[赤]芍黄连与麻黄。

暴发火眼肿痛

暴发火眼赤肿疼，泻热黄连汤最灵，酒芩酒连龙胆草，生地升麻柴胡同。

赤脉贯睛

羌活胜湿[汤]赤灌睛，眼眵多眊赤翳蒙，羌独芎芷前荆薄，栀桔柴芩甘术风。

眼肿睑疮

眼睑生疮四物汤，归芎赤芍生地黄，牛子连翘天花粉，苦参薄荷有荆防。

椒疮

归尾红花散椒疮，地归赤芍芩大黄，防芷连翘红花草，栀子生用脾火扬。

粟疮

除风清脾散粟疮，陈皮连翘知母防，芩连元参硝黄用，芥穗桔梗生地黄。

疳眼疮

消疳退云陈朴青，苍菊莱菔连密蒙[花]，芩栀柴草曲枳桔，姜皮灯心草决明。

云翳

拨云退翳当归芎，地骨蒺藜菊密蒙，羌活荆芥木贼蔓[荆]，花粉枳实甘草同,蝉蜕蛇蜕川椒用,云若色赤黄连增。

气蒙眼

万应蝉花散气蒙,归菊赤芍石决明,芩芎羌防蛇蝉蜕,苍术甘草引茶清。

气怒肝火、眼赤痛

龙胆泻肝栀芩柴,生地车前泽泻偕,木通甘草当归合,加入菊花连草决。

失明内障

复明[汤]柴草与青皮,生地归翘等份齐,芎术黄芪煎水服,失明内障此方奇。(阴虚的用明目地黄丸,老人虚性的用石斛夜光丸。)

眼丹胞肿

肉转红肿眼丹胞,加减三黄汤石膏,花粉炒栀芩连柏,柴胡夏枯草赤芍。

笔记栏

眼目门,记述了眼目五轮学说及眼目疾病的概方、分类、处方、用药。本节记载处方为中医古籍原方。

二十五、耳 病 门

耳病治法

肝热耳聋

当归龙荟用四黄,龙胆芦荟木麝香,黑栀青黛姜汤下,加入知母减黛姜。

耳鸣聋

通明利气汤耳鸣聋，二术三黄栀抚芎，地草柴贝木香附，陈皮元参姜沥冲。

耳肿痛塞

壮年耳肿耳痛塞，三阳壅遏所由来，升阳散火汤加知柏，临睡犀黄丸可开。

气虚耳聋

益气聪明汤蔓荆，升葛参芪黄柏景，再加芍药炙甘草，耳聋目障服之轻。

耳出脓血或臭水

内服小柴减半夏，桔翘芎栀黄柏加，外上轻粉麝香陈皮炭，研末吹入即时干。

耳流脓

肝火上犯耳流脓，炙草生地赤芍苓，桑叶前菊升蔓荆子，红枣生姜煎木通。

耳内肿痛

生地黄，捣汁灌入，用脱脂棉蘸出，干净后，再灌入地黄汁兑冰片，三小时后蘸出，如此换之即愈。

耳内外脓血不绝

桃花散：枯矾、胭脂各钱，麝香少许，为末，上之。

笔记栏

耳病门，记述了耳病的分类、处方、用药。本节记载处方多为中医古籍原方。其中“耳内肿痛”治疗、“耳内外脓血不绝”治疗为笔者个人经验。

二十六、鼻 病 门

鼻病治法

鼻渊

苍耳散内用薄荷，辛夷白芷四般和，葱茶调服疏肝肺，清升浊降鼻渊痊。

脑漏

脑漏由鼻流臭水，丝瓜藤[近]根[处]三五尺，烧灰存性[为]末酒下，另用桃叶做枕头。

鼻息肉

辛夷散内藁防风，白芷升麻与木通，芎细甘草茶调服，鼻生息肉此方攻。

鼻齆

鼻齆乃是鼻窦炎，防风通圣加黄连，日久不消加海藻，吹入硇砂白矾研。

香臭无闻

通气散用升芷苍，羌活防风与麻黄，黄芪甘草粉甘葛，香臭无闻须此方。

酒渣鼻

渣鼻皆因汗血凝，四物汤合栀橘苓，丹参芩草荆防用，荷叶红花服见功。

渣鼻肺风热血凝，加味甘桔汤茯苓，甘桔青黛白附子，白芷菊花花粉冬。

外上药方：火麻子仁十粒、大风子仁十粒、轻粉六分、红粉六分，共研细末，香油调涂。患处七天不洗脸，如酒渣鼻处红的部位出头流黄水时就快好了。

笔记栏

鼻病门，记述了鼻病的分类、处方、用药。本节“脑漏”治疗、“鼻衄”治疗用药加减、“酒渣鼻”外上药方为笔者个人经验。

二十七、咽 喉 门

喉 症 治 法

白喉痛

养阴清[汤]一两生[地]，元参八钱六钱冬，丹芍贝母四钱用，薄荷二五草二成。

仙方活命胆草膏，生地元参杭白芍，瓜蒌兜铃川黄柏，板蓝生栀甘草梢。

除瘟化毒葛地贝，银花桑叶甘草配，蜜炙枇杷小木通，薄荷五分引竹叶。

实火的一切喉痛或热肿痛

清咽利膈[汤]喉痛消，疏风清热牛蒡翘，荆防[元]参连栀桔草，薄荷芩银大黄硝。

虚火喉疮

虚火上升喉生疮，滋阴降火二地黄，归芍川芎和知柏，甘桔明粉竹沥汤。

阴虚喉痛音哑

阴虚喉痛肿失音，滋阴清火甘桔[元]参，六味地黄二冬柏，降火滋阴又复音。

一切咽喉痛或肿或不肿

咽喉一切痛效方，石斛木通寸冬[元]参，芩桔山栀三钱等，五钱银花一钱甘，灯心为引煎汤下，一般热性喉痛完。

> 笔记栏
>
> 咽喉门，记述了咽喉病的分类、处方、用药。本节“一切咽喉痛或肿或不肿”治疗为笔者个人经验。

二十八、喉痹、大头瘟、口舌牙齿门

喉痹、大头瘟概说

喉痹今称扁桃炎，双单乳蛾古名言，古人又说大头瘟，亦与喉痹有关联。

喉痹、大头瘟治法

喉痹、大头瘟皆治方

瘟毒普济消毒饮，风火湿热[防风]通圣[汤]煎。

喉痹

虚性喉痹通关饮，桔梗汤治话难言。

针砭法

乳蛾针砭放脓血，少商放血蛾消完。

通关饮

通关饮中有四君，归桔荆防薄荷均，喉痹肿疮言语禁，加入牛蒡水煎吞。

桔梗汤

桔梗汤中归马勃，姜蚕牛子甘芍合，咽喉皆肿难言语，水煎服后话能说。

口舌牙齿治法

口唇龈脾舌属心，牙为骨余属肾阴；口中炎症清胃散，舌炎导赤[散]或泻心[汤]；牙痛实火何方治，凉膈[散和]白虎[加]连升军；牙疳溃烂口又臭，胡连栀荟膏柏芩；龋齿二乌川椒膏，醋熬含嗽且勿吞。

笔记栏

喉痹、大头瘟、口舌牙齿门，记述了喉痹、大头瘟、口舌牙齿疾病的分类、处方、用药。本节“喉痹”针砭法、口舌牙齿治法为笔者个人经验。

二十九、痔漏、大便闭门

痔漏治法

痔便干

当归郁仁汤皂子[煨]，秦艽防风泽泻枳，苍术大黄麻仁地，大便干燥痔疼吃。

痔大便不畅

秦艽防风汤白术，升防陈柏泽泻投，当归熟军焦枳壳，红花赤芍痔消除。

久痔垂头

秦艽羌活汤防风，参草芪升藁本同，麻黄辛术红花等，久痔垂头痒又疼。

内外痔皆治方

土鳖土贝大黄归，全蝎白芥胡麻仁，僵蚕蝉蜕山甲翘，乳没芒甘荆芥栀。

一切痔漏及盲肠炎下腹部一切炎症

大黄牡丹皮汤方，冬瓜子仁桃仁芒硝，前方加苍甘苡米，此名就是腾龙汤，单用桃仁冬仁丹皮苡，金匮效方肠痈汤。

大便闭治法

大便闭分热实虚，老人便秘是津亏，产后便难是血少，交肠病给五苓吃，实热闭结三承气，润肠丸亦治便秘，或用当归润肠汤，猪胆加醋灌肛内。

津亏的大便秘

产后血亏老人秘，四物汤中归加倍，再加苁杞松柏子，水煎冲入人乳蜜，或者兼以蜜煎导，肠燥多把脂油吃。

笔记栏

痔漏、大便闭门，记述了痔漏、大便闭的分类、处方、用药。本节“内外痔皆治方”“津亏的大便秘”治疗为笔者个人经验。

三十、小便闭、关格、转胞门

小便闭、关格、转胞治法

小便不通谓癃闭，古云关者为此义；假苏散治关格病，上吐为格关不溺；口渴不尿四苓散，若是不渴五苓与；溺赤涩痛导赤散，阴亏肾气丸金匮；孕妇转胞不小便，补中益气探吐之。

笔记栏

小便闭、关格、转胞门，记述了小便闭、关格病、转胞的分类、处方、用药。本节记载处方为中医古籍原方。

第四章
妇科病症

一、调　经　门

妇科概说

男女两科本一同，为何另立妇科门，妇科专指妇科病，生理与男有不同，与男之异经血孕，胎前产后乳前阴，除此生理病变外，其他百病治无异，不同之病不同治，相同之病治相同。

正常经血概说

《上古天真论》行经，女子二七十四龄，先天天癸始父母，后天精血水谷生，年满十四肾气旺，太冲脉盛任脉通，女应二七天癸至，从此月月始行经，也有上下差几岁，发育早晚有不同，发育早的十二岁，身弱十六尚无经，经绝七七四十九，壮逾五十经尚行，每层三旬经规律，一月一次名月经，两月一行为并月，三月一行谓居经，一年一行为避年，一生不见是暗经，如此行经不发病，都是无病正常经。

经血反常概说

月月吐衄血上行，此乃各为逆行经，逆经亦有能孕者，此者本是代偿经，怀孕月月经来者，垢胎即是此之名（又名激经），怀孕时期滴漏血，因此而得胎漏名。

调经概说

先天之气在于肾，天一生水癸为阴，肾气足时天癸至，太冲脉盛任脉通，后天之气在于胃，万物皆由土中生，精血本是水谷化，男人化气又化精，女人化精又化血，上行为乳下为经，妇女当以血为主，以气为主论男人，女子血调不生病，男人气正病不侵，心生血来肝藏血，脾统血来而主信，经血不调是病果，医者要辨致病因，外因六淫伤冲任，风寒暑湿燥火侵，内因内伤七情气，喜怒忧思悲恐惊，不内外因非正淫，液竭伤阴或撞红。

血色不正

无病血色是正红，深红黑紫是热证，色黄如泔湿之化，清稀浅淡是血虚，瘀块色暗紫寒滞，瘀块色明黑热成。

臭秽清浊

血热稠黏必秽臭，血寒清澈臭必腥；若是内溃下异臭，五色腥臭或血脓；若下脏腑腐败气，下多不止命必倾。

愆期、前后多少

血者水也水谷生，阴从阳化其色红，热则流速寒流滞，见热则行见冷凝，愆期是谓期不定，赶前赶后错期行，赶前多热后多寒，虚实多少又当分，赶前色紫胀硬痛，瘀滞血多实热证，赶后色淡无胀痛，涩滞血少是虚证。

行经：发热、时热、潮热

经前发热因血热，经后发热因血虚；经水适来发热者，热入血室夜必谵；热从瘀去经后愈，不愈加味逍遥予；发热无时是时热，考虑外感外邪袭；潮热日晡在午后，审其血热是阴虚；经沥渐断两颧赤，咳逆盗汗是痨疾。

痛经

经前胀硬腹痛剧，血滞于气阻血行，经行通畅时痛减，血凝碍气此病名；经水未来先胀痛，经水正行腹更疼，这是气滞血行慢，月经过后即不疼；

经后腹痛因亏血，当归建中汤最灵。

行经吐泻

行经泄泻脾胃虚，腹痛便溏是寒湿，呕吐清饮是伤水，吐食胃痛是伤食。

经水妄行

经水逆妄则吐衄，经水下妄则血崩，热伤阳络成吐衄，热伤阴络致血崩，热从血去虚当补，血少热在仍当清。

经水过多

经水过多淡浅红，脾不摄血气[虚]不升，深红稠黏是热盛，清热凉血是准绳。

经前后白带多

经前经后白带多，湿寒湿热分两则，时下腥稀湿寒化，时下臭秽是湿热。

调 经 治 法

经血不调总因虚，正不胜邪百病袭，调经即是调气血，养正除邪是准规，气血足者病易治，气血亏损病难愈，虽说女以血为主，临证更要顾元气，气行血活经自调，调荣末忘兼调卫。

四君子活套方

参术苓草名四君，加陈[名]异功[散]调补气，六君是加陈皮半，兼治痰饮呕脾虚，香砂六君加砂[仁]藿[香]，气虚胃弱呕吐宜，渴泄七味白术散，四君藿[香]木香葛随，虚泻参苓白术散，思虑伤脾用归脾[汤]，调脾疏肝逍遥散，气血双亏八珍予，大补气血用十全，人参养荣补阴血，十全减去参苓术，名双和饮平补剂，脾胃虚寒吐泻者，酌量给以理中剂。

四物汤活套方

妇人血病四物汤，地芍归芎是本方，春倍川芎夏倍芍，秋倍地黄冬倍当，血瘀白芍易赤芍，血热是用生地黄，表热有汗合桂枝，名为桂枝[汤合]四物汤，寒伤营而无汗者，麻黄四物[汤]合麻黄[汤]，寒热往来合柴胡，名为柴胡[汤合]四物汤，邪传阳明里热秘，可合调胃承气汤。

经水无定期

经水先后无定期，定经汤用地芍归，山药茯苓菟丝子，柴胡荆芥穗炒黑。

经水赶前分类

热性先期色黑：实热性的经赶前，四物汤中加芩连；名芩连四物汤。

虚热先期潮热：虚热性的经赶前，四物汤加地骨丹；名为地骨皮饮。

先期血多不固：血多欲成崩漏的，胶艾加入四物内；名胶艾四物汤。

先期血多因热：血多若是因热者，四物汤中术芩兑；名芩术四物汤。

先期有瘀：色紫稠黏有瘀块，桃红加入四物里；名桃红四物汤。

血少色淡：先期血少色淡浅，只用当归和黄芪；名当归补血汤。

先期气虚：先期虚甚圣愈汤，即四物汤加参芪。

热盛血滞：热盛血滞涩血少，姜芩四物汤可吃，香附元胡合四物，姜黄黄芩牡丹皮。

血色不正：逐瘀可用佛手散，当归川芎就两味；又名芎归汤。

淋漓不断：淋漓不断色淡稀，脾不摄血用归脾，加入棕杜莲蓬炭，胶艾丹[皮]炭蒲[黄]炒黑。

经水过期

过期腹胀疼：经水过期腹胀痛，过期饮治气血凝[滞]，四物桃红木香附，莪术肉桂草木通。

过期无胀疼：经水过期无胀疼，遂是血亏无血行，圣愈汤或双和饮，人参养荣汤最灵。

气亏过期：过期血少气亏者，参术加入四物中。

热极过期，血少黏黑：过期血少胶黏黑，血被煎熬是热极，四物汤中加香附，丹柏芩连栀炒黑。

经来、经后发热

经来表热：经来表热风伤卫，有汗桂枝[汤]合四物。

经来里热：经来里热四物汤，地骨丹皮胡连入。

经来发热：经来发热兼肝郁，加味逍遥散可投。

经后发热：经后发热是因虚，地骨黄芪合四物；名六神汤。

经来、经后身痛

经来风伤卫，初寒伤营：经来身痛表邪伤，先以四物为主方，合桂枝汤治有汗，无汗合用麻黄汤。

经来感风寒：经来身痛感寒风，经络血阻不疏通，四物羌活桂枝入，疏经活络又止痛。

经后表虚身痛：经后身痛去血多，只服黄芪小建中；名黄芪建中汤。

痛经治法

血凝碍气

经行下腹胀剧痛，血凝碍气本事琥珀散灵，寄奴归芍地丹桂，元胡乌药莪术棱。

气血凝滞

经水欲来胀而痛，经来亦痛气血凝滞，加味乌药汤乌缩砂仁，当归香附延草槟。

经后腹痛

经后腹痛因虚致，宜服当归建中汤。

胞虚受寒、少腹冷痛

少腹冷痛过期行，胞虚受寒大温经汤，芎归丹芍参甘桂，阿胶吴萸夏麦冬。

胞不虚、受风寒、少腹痛

胞中不虚受风寒，吴茱萸汤藁本干姜，归甘冬夏丹桂细，防风茯苓广木香。

血脏冷痛

血脏冷痛小温经，当归附子各等份，每服三钱水一盏，煎成八分空腹吞。

一切血气痛

妇女一切血气痛，延胡索汤木[香赤]芍甘，蒲[黄]姜黄归桂乳没，呕吐橘红半夏添。

经行吐泻治法

经来脾虚泻

经来泄泻因脾虚，参苓白术散方施。

经来肌热口渴、腹泻

渴泻七味白术散，鸭溏清澈理中[汤]吃。

经来呕吐

脾虚湿饮吐痰水，香砂六君子汤予。

经行吐衄治法

经前吐衄

经前吐衄血热壅，而迫血逆往上冲，只服三黄四物汤，四物汤加芩连军。

经后吐衄

若是吐衄在经后，虽虚有热清应然，只服犀角地黄汤，犀牛地黄芍药丹。

笔记栏

调经门,记述了正常经血、经血反常、周期、经期、经色、经量异常及痛经、经行诸症等疾病的分类、处方、用药。本节记载处方多为中医古籍原方。本节“经水赶前分类,淋漓不断”治疗药物加减、“经水过期,气亏过期”治疗药物加减、“热极过期,血少黏黑”治疗药物加减、“经来感风寒”治疗药物加减为笔者个人经验。

二、经闭门

经闭概说一

二阳之病,发于心脾,女子隐曲,不月经闭,传为风消,息奔者毙,
心为君火,阳明者胃,何为隐曲,意志不遂,隐是难言,曲因受欺,
气郁不舒,思虑伤脾,脾不磨食,消化减退,胃病食少,无以生血,
肝亦无藏,脾怎统血,脾虽主信,无血怎月,无血可行,故而不月,
乏血养心,君火炽热,火旺克金,肺燥则咳,金不生水,肾渐水竭,
传为风消,消耗营卫,如风消物,日渐枯悴,或咳痰沫,或为干咳,
或为潮热,或发颧赤,或为盗汗,或五心热,为息奔者,是喘难卧,
疾吸呼少,唇甲绀色,呼多吸少,正气必脱,息奔之症,很难治活。

经闭概说二

谚云妇科不易治,是说封建旧社会,彼时女子多忧郁,多疑性偏闷幽居,望诊闻诊避不喜,问诊不答红脸皮,经期前阴症更隐,四诊减三只留切,切时含羞不答话,良工神医难猜谜,现代已是新社会,封建时期已过去,妇女主诉无顾忌,查因辨证分析医,万病自诉为第一,自苦不说医怎知。妇人主诉经不利,先问是否哺乳期,少阴脉动谓有喜,妊娠尺脉必滑利,若无妊娠可疑脉,血少脉涩是经闭,妇逾七七经该断,身强尚来不须医,断后三五年又至,考虑子宫瘤出血,老年复来安老汤,人参归脾止漏沥。室女经来数

个月，复又不来迟了期，迟到一年是避年，三月居经二并月，或因少女血未充，无何疾苦不用治，若现憔悴形容损，血枯童痨因经闭，师尼室寡患经闭，治与寻常妇女异，两手脉弦出寸口，知其心志有不遂，意志隐曲思郁病，逍遥散方加减予。

实性经闭概说

实性经闭有何症，一般拒按或硬疼，寒热滞结积瘀郁，阻蓄实物在胞宫。

实性经闭治法

受风寒胞闭之经闭

经闭胞阻受风寒，吴茱萸汤煎服灵。（方见痛经）

血结经闭

血结桃红四物汤，牛膝加入此方中。

肥人经闭

肥人经闭四物[南]星，再合二陈汤共同。

热盛经闭

热盛胞阻致经闭，三合汤是可服用，四物汤合凉膈散，硝黄专为治便硬。

血滞过期不来

通经四物[汤]有桃仁，香附红花归草吃，棱术木香苏木共，能通经闭与过期。

经阻滞闭痛

经闭阻痛调经饮，香附苓楂青膝归，寒滞血加吴萸桂，气滞乌药小茴香。

积瘀经闭

血积实痛通瘀煎，归尾青红香附山，乌药木香泽兰酒，积术硝黄苏桃元。

胃热甚血枯燥之经闭

胃热燥甚血被灼，经血不来血枯焦，玉灼散方泄其热，四物甘草硝黄熬。

虚性经闭概说

虚性经闭有何症，一般喜按无硬疼，伤阴伤液失血后，而无实物血府空。

虚性经闭治法

失血后经闭

失血之后血亏闭，经血不来血海亏。

房劳过甚伤阴闭

血亏人参养荣汤，房劳伤阴吃六味地黄丸。

精撞血的经闭

行经房事触伤情，胁结积块血不行，归芍柴苓术草薄，花粉石莲地骨苓。

乳腺伤液经闭

多育乳腺伤血液，液竭津亏致经闭，酌用加减十全补，甘地知柏砂仁龟板(名益阴煎)。

骨蒸经闭

骨蒸潮热致经闭，八物银柴地芍归，麦冬知母参苓草，无汗丹皮有骨皮。

胃虚食少无以生血之经闭

脾胃损弱血枯闭，加减补中汤益气，加入芎芍升麻减，再加姜枣炒芽曲。

久闭成痨

骨蒸潮热自盗汗，久闭成痨咳食少，劫劳散用参芪草，归芍苓地半味胶。

室女经闭治法

室女气血凝结经闭

室女经闭气血凝，大黄䗪虫丸可通，地芍军䗪桃杏草，蛴蛭干漆芩䗪虫金匮有芒硝、无杏仁，并可兼服泽兰汤，三两泽兰一两当，甘草五钱芍一两，每服五钱水煎尝。

室女经闭第一方

室女经水闭不通，赤芍生地丹归芎，枳壳泽兰荆梅桂，牛膝马鞭蒲黄生。

室女经闭第二方

通经四物归芎芍，熟地柏子甜甘草，棱莪卷柏泽兰桂，牛膝干漆加黄酒煎。

室女经闭第三方

清热通经归芍芎，生地苏木桃梅红，朴实大黄芩官桂，生姜煎服即能通。

室女经闭第四方

通经调气治经闭，四物桃仁香附米，牛膝柴丹酒柏母，煎服不通用下取。

通用下取方之一

生杏仁一分、枯矾三钱，蜜丸，四分，纳阴间。

通用下取方之二

山甲甘椒苦丁香，草乌头附子各三钱，巴豆研一钱，牙皂三钱，葱汁丸弹大，锦包纳阴，每天换。

室女虚闭咳嗽

室女经闭咳嗽频，养血通经归芍芎，生地白术丹香附，柴芩陈皮温服灵。

室女思伤心脾经闭

思伤心脾闭不调，逍遥饮归熟地芍，陈皮炙草枣神远，气滞香附虚参招。

尼寡一般经闭方

尼寡经闭多热郁，丹栀逍遥散加味，加入香附泽兰地，黄芩郁金经自利。

治经闭类方

脐下蓄瘀痛闭

下瘀血汤大黄桃，䗪虫蜜丸黄酒调。

少腹蓄瘀痛闭、少腹逐瘀汤方

少腹逐瘀茴炒姜，灵脂元胡芎没当，蒲黄官桂赤芍药，种子安胎第一方。

热结少腹闭

桃仁承气五般奇，甘草硝黄并桂枝。

> **笔记栏**
>
> 经闭门，记述了经闭的概说、分类、处方、用药。本节记载处方多为中医古籍原方。笔者在原著中将本节“精撞血的经闭”用红笔标出。本节“血结经闭”药物治疗加减、“肥人经闭”药物治疗加减、“骨蒸经闭”药物治疗加减、“室女气血凝结经闭”药物治疗加减、“室女经闭”四方及通用下取方、“尼寡一般经闭方”为笔者个人经验。

三、崩漏门

崩漏概说

淋漓不断谓之漏，忽然大下谓之崩，黑紫块痛属瘀热，色淡无痛是血虚证。

崩漏治法

胶艾四物补崩漏，有热知柏四物清，热少荆芩四物用，滞涩四物香附桃红，虚用八珍十全补，血虚人参汤养荣，思虑伤脾归脾汤，肝郁逍遥香附青皮，气虚下陷补中益，升阳除湿和血灵（方见便血），或用参芪四物加入，蒲棕榆炭术香附升。

> **笔记栏**
>
> 崩漏门，记述了崩漏的概说、分类、处方、用药。本节记载处方多为中医古籍原方。

四、带下、白浊、白淫门

带下概说

带下古有五色分，是按五脏五行论，五色青黄赤白黑，五脏肝脾心肺肾，总之带皆湿之化，寒热虚实治当分，色白清稀湿虚寒，色赤黑黏湿实热，腥臭秽物败血化，腐臭[下如]疮脓是内痈。

带下治法

诸带不离二术苓，随症加减再变通，寒加四物[干]姜桂附[子]，热加黄连炒栀芩，气虚合入四君子，气血双亏合八珍，湿热实者导水丸，滑石黑丑黄芩军，湿寒实者万安丸，牵牛胡椒木香茴，带下腥臭合知柏，合[黄连]解毒汤内溃吞，久带滑脱龙骨蛎，石脂升柴涩提升，色青栀子防风入，色淡合用归脾汤，色黑不黏合六味[地黄丸]，六君合用治色黄，色赤加入四物芥[穗炭]，[再入]椿榆柏炭炒莲房，减苍加茵车猪泽，治尿不利身目黄。

赤带方

赤带清肝扶脾汤，归芍阿胶生地黄，丹柏[炭]牛膝[醋炒]香附米，红枣黑豆煎服汤。

白带方

白带亦是湿化生，二术二陈共柴升，若是气虚参芪用，或用益气汤补中。

五心虚热白带频，十珍饮子参术神，山药杜仲合四物，姜枣甘草共灯心。

白浊概说

白浊是由尿窍[1]出，小便不利似泔流，此乃膀胱湿之化，革薢分清饮威喜丸服。

白浊治法

白浊处方一

革薢分清石菖蒲，草梢乌药益智俱，或易茯苓盐煎服，通尿分清浊病去。

白浊处方二

威喜丸是芩苓茯，黄蜡丸嚼化空腹服，久服小便自清利，服药之期切忌醋。

白淫概说

白淫是由精窍[2]出，渗入阴内滑液流，此乃胞中虚滑病，固经丸或内金鹿茸丸。

白淫治法

白淫处方一

鸡内金鹿茸丸内金，芪鹿苁蓉五味寻，龙蛎桑蛸附子远，蜜丸酒引空心吞。

1 尿窍：指尿道。

2 精窍：指输卵管道。

白淫方之二

固精丸用丝韭子，龙蛎茯苓白石脂，酒炙桑蛸和五味，酒糊为丸盐水吃。

> **笔记栏**
>
> 带下门，记述了带下、白浊、白淫的概说、分类、处方、用药。本节记载处方多为中医古籍原方。

五、嗣 育 门

嗣 育 概 说

先天天癸始父母，后天精血水谷生，男子二八天癸至，女子二七天癸盈，男子精气日日生，女子精血月月行，男女发育成熟后，结婚应待体实充，男子应待三十娶，女子必超二十龄，阴阳完实充足后，生子健壮寿偏增。

种 子 概 说

种子之道在聚精，日常寡欲静心情，必待女子经行后，[必有]细缊乐欲时媾精，先天贞气阴阳媾，阴阳交会胎始成。

性交之前要卫生，必先沐浴后媾精，种子是否孕不孕，责之卵子遇精虫，欲知胎孕是男女，全赖精子是雌雄。

妊娠诊法概说

少阴脉动是有子，尺脉滑利必怀妊，寸之阳脉不搏指，尺之阴脉搏指应，但滑不搏三个月，滑搏不散五月中，左大顺男右大女，欲产之脉至离经，六脉和平母子吉，纵然有病不成凶，未孕之前经必准，孕后必有择食情，孕后乳房渐渐丰，乳头圈暗乳孔松，女腹如箕男腹釜，乳汁发现五月中，前阴内部多充血，六七月时尿意频，下腹两侧绀色网形隐，产后瘢痕因此成。

治　　法

妇人无子

妇人无子两般言，道在调经治本原，瘦却子宫因血少，黄芪四物香附煎，肥人脂结宫门堵，星半羌防滑石研，苍术川芎同作剂，燥湿行痰孕不难。

虚人种子方之一

受胎种子毓麟珠，八珍鹿角兔胶杜，男杞萸药胡桃戟，女加骨脂姜桂附。

虚人种子方之二

沉香川乌白檀香，枳壳蔻仁甘草辛，各用一钱蜜丸子，共为卅丸日服一丸，男用良姜女用厚朴汤下。

生子效方

沉香、檀香、细辛、枳壳、枳实、南星、大黄、半夏、川乌各一钱，为末，蜜丸，分成二十九丸，由妇人经水净日服起，一月服完。不开怀的男女各服一颗，开过怀的只女服一颗，男用良姜、女用厚朴汤下。

受孕后静养概说

受孕之后应分房，安静调养莫同床，如若不戒相火甚，婴儿必生胎毒疮，谨戒饮食和厚味，过食酸辣儿受伤，调其喜怒防惊恐，慎其起居莫负重，不贪安懒多眠睡，举高涉险运动强，增减衣服防寒暑，母不得病子安康，若是胎儿受了病，先治胎病母得昌。

笔记栏

嗣育门，记述了嗣育、种子的概说、处方、用药。笔者在原著中将本节“生子效方”用红笔标出。本节“妊娠诊法概说”、“妇人无子”治疗、“虚人种子二方”治疗为笔者个人经验。

六、胎前门

胎前概说

胎前用药三宜

胎前用药有三宜，养血清热为第一，第二养血调脾胃，第三安胎和疏气。

胎前用药三禁

胎前三禁应熟念，过汗过下利小便，过汗亡阳而伤气，过下亡阴伤血患，为何伤津又伤液，只因过于利小便，另有妊娠禁忌歌，再把药性赋来念。

胎前审宜调治

瘦人多火药莫热，胖人多痰补必壅，黄芩白术妊常用，痰加白术热芩增，气虚合用四君子，血亏四物汤共同，胎动漏血合胶艾，胎伤不安续断仲，胎高气盛加苏梗，腹皮陈缩枳壳共。

保全汤方：归芎钱五芍钱二，羌五壳六朴艾七，芥芪八分甘草五，菟丝钱半川贝一。

胎前治法

胎前四物本为宗，随症加减酌病情；恶逆须添曲陈夏，麦芽砂术藿香同；胎动黄芩胶艾炒，苎根砂术枳壳从；子烦参术黄芩草，枣仁远志麦门冬；胎漏寄生芷榆炭，胶艾芩术草莲蓬；子肿芩草术苓朴，泽膝山栀寸麦冬；子痫远志麦冬草，菖蒲芩茹半橘红；感冒小柴合入内，细辛羌芷与防风；痢疾槟榔连术泽，木香甘草白茯苓；泄泻四苓苍术草，砂仁诃子术姜充；带下橘半苍苓入，白加龙蛎红芩棕。

安胎饮：安胎四物参术芪，苓草砂仁艾陈皮，胎气不和兼腹痛，生姜煎服胎安逸。

笔记栏

胎前门，记述了胎前用药三宜、三禁、胎前审宜调治、胎前治法。本节“胎前审宜调治”“胎前治法”诸症药物治疗加减为笔者个人经验。

七、妊 娠 门

妊娠恶阻概说

妊娠两月之左右，恶心择食欲呕吐，若无他病轻微者，须其任意药不服。

妊娠恶阻治法

胎气上逆恶阻

胎气上逆阻于胃，保生汤即砂术香附，乌药陈皮甘草姜，虚加人参实加壳。

痰饮恶阻

痰饮恶阻吐痰水，心烦眩晕多因虚，六君藿杷覆壳缩，便闭芩军寒姜桂。

痰热恶阻

痰热恶阻思饮凉，心热烦愦温胆汤，加入芩连栀豉桔，煎加麦冬引生姜。

妊娠恶逆

半夏茯苓四物兼，陈甘旋覆与人参，生姜桔梗同苏叶，恶逆头眩自不侵。

恶逆烦闷

妊娠恶逆心烦闷，参橘饮用陈皮冬，茯苓白术甜甘草，引用生姜竹茹同。

妊娠胃虚寒恶心呕吐

妊娠恶心时欲呕，养胃归芍参苓术，陈藿曲砂法半夏，姜枣甘草丁香附。

妊娠诸痛[1]治法

头痛发热恶心

加减当归芍草陈，柴胡枳壳地黄沙参，苏芩羌独川芎桔，不怕头痛热恶心。

伤食停滞胃痛

妊娠胃痛停食滞，平胃散加壳曲缩砂，便闭加入熟大黄，倍加甘草缓其峻。

虚寒停滞胃痛

川芎散是草川芎，当归桔梗参芍陈，厚朴吴萸苓枳壳，妊娠心腹痛无惊。

芎归汤内用芎归，朴草香砂附茯为，妊娠心腹虽疼甚，煎服何忧痰

1 妊娠诸痛：古代称胞阻。

不挥。

腰腹痛胎不安

腰腹痛甚胎不安，杜仲元胡四物煎。

少腹痛

胞血受寒少腹疼，加味芎归饮最灵，人参吴萸阿胶艾，甘草当归炒川芎。

少腹痛胎欲堕

安胎饮用四物加，白术条芩陈缩砂，紫苏梗叶枳壳草，腹痛香附堕升麻。

少腹痛连腰

妊娠少腹痛连腰，安奠二天参山药，熟地土术枸杜草，山萸扁豆水煎熬。

妊娠子肿、子气、子满、脆脚、皱脚概说

子肿头面四肢浮，小便不利水与湿；子气自膝肿至足，小水长者湿与气；子满[1]六七个月现，遍身俱肿腹胀喘；脆脚但肿两只脚，脚内伏水而皮薄；皱脚也是肿两脚，但是皮皱厚不薄。以上之病皆因水，肿者兼湿胀兼气，受孕之后即腹肿，水渍之胎多损育，六七月后浮肿者，一般来说能生育。

妊娠子肿、子气、子满、脆脚、皱脚治法

妊娠肿气满脆皱，茯苓导水汤总治，木香木瓜槟榔腹，合入四苓本方里，再加砂仁桑陈皮，消湿利水和脾肺，胀甚可加焦枳壳，腿脚肿加汉防已，以上治法利湿水，喘甚可加苦葶苈。

---

1 子满：古代又称子胀。

子肿

木通枳壳与条芩，桑皮槟苏泽泻匀，橘皮姜皮茯苓皮，头面四肢浮肿吞。

子气

天仙藤散木香研，乌药陈皮香附全，苏叶生姜水煎服，从膝至脚肿皆蠲。

子满

仓公下气半青皮，陈羌槟苏草苓皮，桑皮腹皮姜皮枣，身肿腹胀气喘息。

妊娠子烦治法

胎中郁热上承心包。

子烦

妊娠子烦阵阵烦，知母饮用冬芩甘，茯苓黄芪犀牛角，热渴石膏虚参添。

犀角当归知母苓，黄芩地骨麦门冬，防风同煎竹沥引，妊娠烦闷服即宁。

妊娠子悬治法

胎气上逼心也。

子悬

妊娠子悬胸胀满，胎气上逼甚则喘，芎归芍陈苏[子]腹草，孕妇气虚加参煎。

妊娠子痫治法

子痫

子痫突然暴扑抽，须臾自醒如无故，心肝二经风热致，羚羊角散防风独[活]，枣仁杏仁薏仁米，五加[皮]甘草木香茯。

孕妇子瘖治法

子瘖

孕妇子瘖话哑声，多在妊娠九月中，此病一般不需治，婴儿产下后复声，千万不可乱服药，若治四物远志苓。

妊娠子嗽治法

子嗽

妊娠咳嗽名子嗽，阴虚火动痰饮嗽，方用二陈合四物，再将桔梗枳壳入。

受风寒的子嗽

桔梗汤：桔梗紫苏麻桑杏，百合天冬苓贝前。

感冒性咳嗽

感冒咳嗽芎苏饮，欲知此方念汤头。
方即参苏饮减人参、前胡，加川芎、柴胡，乃是芎苏饮也。

子嗽效方

天冬紫菀与桑皮，知桔门冬五味齐，百合杏仁竹茹引，妊娠咳嗽最相宜。

妊娠痢疾治法

子痢

当归芍药术苓煎，泽泻槟青芩草连，妊娠后重红白痢，此方煎服自能痊。

子痢黄连阿胶汤，参术苓一七木香，炮姜炙草五分用，乌梅大枣三片姜。

妊娠子淋治法

乃是热证。

子淋

子淋之症小便频，点滴而浊窘涩疼，归芍栀芩赤苓草，生地滑泽车木通。

地肤通草麦门冬，滑石车前茯泽芎，知母黄芩归芍药，萹蓄黑栀煎服灵。

通地甘冬苓赤芍，子淋参竹叶灯心；煎服。

妊娠转胞治法

转胞

转胞心烦不得逸，胎压脬系小便闭，令其涂油手胎举，尿自流出渐救急，后服四物升参术，陈皮服后探吐之，如此三次便清利，八味地黄后调理。以上之法如不应，五苓散加阿胶治。

激经、垢经概说

激经、垢经皆不须治。

怀孕之后经应停，经血尚来谓激经，无何兼症不须治，胎大不来为儿营，胎儿长大经不停，是血有余谓垢经。

胎漏概说

妊娠之期血沥滴，或紫或黄似豆汁，胎漏之病腹无痛，有因血热有因虚。

胎漏治法

血热胎漏

血热胎漏四物胶，栀柏黄芩俱炒焦；血热胎漏四物芩，白术香附糯米胶砂仁。

气虚胎漏

气虚胎漏如豆汁，黄芪二两糯米二合煎服。

血虚胎漏

血亏胎漏色淡黄，宜服胶艾四物汤。

孕妇尿血治法

孕妇尿血

孕妇尿血不涩疼，它与子淋确不同，四物汤加血余炭，茅花炒黑水煎浓。

胎不长

胎不长是孕妇虚，不是气亏则血亏，或因痼疾常生病，随病施治虚补之。

子鸣概说、治法

子鸣是儿在腹哭，胎位不适失吮物，撒豆一把母捡净，儿得安适自不哭。

胎不安、堕胎、小产、滑胎概说

孕妇身壮胎自安，虚弱多病损胎原；暴怒伤肝房伤肾，跌仆胎热不固缘；何证是谓胎不安，胎儿受激闹的欢；腹痛见血是欲堕，胎元不固致此愆；三月前未成形堕，堕胎之名指此言；三五七月形成产，此为小产各必然；滑胎三五七月堕，下期受孕仍同前，此为滑胎胎不固，多因房劳欲火煎。

胎不安、堕胎、小产、滑胎治法

胎热不安

胎气内热不安详，凉胎饮用地芍当，枳壳石斛芩苓草，热加黄柏保安康。

胎不安屡堕

固胎煎治肝脾衰，多热多滞屡堕胎，归芍芩术陈皮缩，阿胶同服安固胎。

滑胎

滑胎煎用当归芎，杜仲熟地枳壳从，气虚可将参术入，或将八珍汤合用。

固胎

固胎散用四物参，白术陈皮甘草存，连柏少加陈糯米，阿胶同煎缩砂仁。

胎不安不固

胎元饮归熟地芍，陈皮杜仲参芪草，不安不固味药脂，气逆香砂血续胶。

曾三月堕胎

血虚有火三月堕，四物白术缩陈皮，杜仲胶芩续苏梗，见血地榆蒲炒黑，若防五七月再堕，枣肉为丸可常吃。

胎伤血未下

腹痛血还未下时，圣愈[汤即]四物加参芪，胎伤不安欲流产，加入杜仲续砂仁。

伤胎腹痛血已下

伤胎腹痛血已下，芎归胶艾杜续术，或加芩炭莲房炭，止血安胎血不流。

下血胎欲堕

泰山磐石散参芪，芩续四物用熟地，砂仁术[炙]草合糯米，止血保孕安胎气。

怒伤胎、房劳伤胎

怒气伤胎逍遥散，房劳伤胎用六味[地黄]。

下血不止、胎欲堕或已堕

固荣汤参四物苓，胶艾术草缩砂仁，香附合用兼调气，补气止血又调经。

母病久虚欲堕

母病久虚胎欲堕，十圣散即十全剂，十全大补加续缩，原方减去茯苓桂。

跌仆伤胎

跌仆伤胎芎归煎，水煎送下益母丸，或用芎归益母草，只此三味水来煎。

小产之后下血不止

小产之后血不止，芎归参芍草味芪，木香炮姜术胶杜，此方止血又补气[或独参汤]。

小产后调理

止后血亏归脾汤，升提补气补中益。

小产之后腹痛

定痛还从活血看，桃红四物五苓兼，元胡香附青皮炒，丹皮泽兰引童便。

小产之后调养歌

小产重于大产，慎重调养当然，莫吃生冷硬物，防暑且避风寒，劳动房事莫早，七情六欲戒远，如果失血之后，应付补血药援，古云失血失补，必成痨病之愆。

孕妇脏躁

孕妇脏躁时哀情，无故悲伤如神灵，时而清醒时而感，甘麦大枣汤最灵。

孕妇心惊胆怯、烦闷不安

孕妇心惊胆怯烦，参术归芎甘草远，陈皮黄芩枣仁地，麦冬竹叶呕[竹]茹添。

妊娠遗尿

遗尿六味[地黄]苓泽去，加入益智[白]芍白薇。

妊娠泄泻

妊娠泄泻平胃散，尿少酌用胃苓汤。

妊娠吐泻、并治霍乱

妊娠霍乱吐泻方，可服加减六合汤。

辨母子盛衰

母盛子衰者，胎前母多病；子盛母衰者，产后母病生。

辨母子存亡

面青舌青子必死，面青舌赤母命危，面舌俱青口流涎，母子二命俱归西。

子死腹中治法

子死腹中舌必青，腹部胀大冷入冰，时久口必出秽气，急下勿使胎奔胸，缓下可用佛手散，峻下平胃加元明，寒下热下或峻下，量母虚实慎而行。

下胎佛手散

佛手当归足五钱，川芎南楂用七钱，酒水和剂急煎服，活胎能下死无愆。

下死胎

香佳散能下死胎，三钱官桂用生擂[1]，五分麝香同为末，温酒调服遂下来。

子死腹中

牛膝丹皮当归探，桃仁赤芍桂心添，木通煎好调些麝，子死腹中落下看。

1 生擂：指生药材研磨、敲碎。

下活胎

朱砂硼砂并硇砂，青盐胆矾一齐加，斑[蝥]蜈[蚣]红娘子蜜丸，引用母丁胎必滑，转侧之时腰腹痛，开骨一剂效甚夸。

胎前用药有故无殒概说

经云有故无殒，注意体质病情，妊娠癥瘕积聚，及其可攻治症，攻之衰其大半，即可停止用攻，过攻必出危证，攻邪切莫伤正，攻之适当病受，决无伤胎之情，实者攻之无殒，虚当攻补兼施，虽不限妊娠禁忌，剧毒之品慎用。

肠覃

肠覃之病似怀妊，深部肠外息肉生，腹大推之不移[而]硬，但是月事以时行，香棱丸木丁香茴，陈皮川楝三棱青。

石瘕

寒[气]客宫门闭不通，恶血留止如妊娠，石瘕乃是先气病，而后血病经不行，吴茱萸汤治最效，方在这本痛经中。

孕痈

牡丹皮散孕痈治，丹三苡四桃蒌[仁]一，每服七钱捣煎服，便闭大黄慎酌予。

孕妇肠痈乳痈及一切痈毒

神效瓜蒌散诸痈，乳没归甘瓜蒌整，水酒煎服脓成溃，未溃即消不化脓。

鬼胎

鬼胎腹大如怀孕，雄黄丸方是可吞，雄黄鬼臼朱砂麝，元胡半夏桃奴芎。

临月养胎方

临月养胎苓归芎，香附甘草芷橘红，白术调入益元散，又能养胎又好生。

安胎达生散

达生参术腹皮先，归芍陈芷甘草全，夏加芩连五味子，春月芎防可加添，秋月泽泻煎入内，冬加砂仁枳壳煎，妊娠临生应预服，安胎宜产保安然。

试胎概说

试胎是孕月未满，八月九月可发现，有时腹内痛一阵，痛过之后自安然，只宜养血安胎剂，勿使胞宫蠕动欢。

弄胎概说

弄胎妊已十月足，腹有或痛或止时，只要腹痛腰不痛，非是正产要待期，切莫惊慌用力早，致成横生后悔迟。

正产概说

儿身转顺[头]顶产门，胞浆已破腹腰疼，产母中指中节跳，谷道迸挺是要生，此时临盆宜用力，顺顺当当即落生。

交骨不开治法

交骨不开落生难，开骨散方是古传(气虚加参)，当归一两芎七钱，龟板一两血余燃。

催生治法

催生散

催生五积散俱全，四物赤芍杏仁兼，临产之时前服下，管保即下不能连。

催生神应散

催生神应散车前，枳壳冬花朴草全，煎服之后容易产，滑胎如响母子安。

保产无忧散

保产无忧归芍芎，乳没枳壳甘草同，临服煎入血余炭，下胎易产即落生。

产前晕

紫苏神曲木香甘，白术阿胶元朱添，黄芪麦芽陈皮入，临产俄然晕闷煎。

横生

横生手足先下来，滑石阿胶一两全，一合冬葵酥一两，四钱一服即顺添。

华佗顺生丹

治横生倒产。

华佗顺生丹，朱砂五钱研，乳香一两制，猪心血为丸，丸如芡实大，每次服一丸，归芎煎汤下，女人手莫沾。

不顺生丹

治症同前。

朱砂母丁香五钱，乳香一两麝一钱，石燕一对醋淬煅，益母熬膏做成丸，茨大每服一二粒，芎归汤下即顺添。

难产气血亏，无力欲绝

浆水去多涩难生，汗出气短用八珍，加入乳香丹参益[母]，冬加炮姜夏加冬。

盘肠生概说、治法

盘肠生之候，临产肠先出，露顶儿不下，恐肠绕颈周，稳婆油涂手，拨肠过肩头，儿下肠不收，升补之剂投，萆麻泥帖顶，收后即去除，若是肠干涸，敷奶或麻油。

笔记栏

妊娠门，记述了妊娠恶阻、妊娠诸痛、妊娠子肿、妊娠子气、妊娠子满、妊娠脆脚、妊娠皱脚、妊娠子烦、妊娠子悬、妊娠子痫、妊娠子嗽、妊娠子淋、妊娠转胞、胎漏、胎不安、堕胎、小产、滑胎、子死腹中、催生、盘肠生等疾病的概说、分类、处方、用药。笔者在原著中将本节"妊娠子嗽效方"用红笔标出。本节记载处方多为中医古籍原方。本节"胎气上逆恶阻"治疗药物加减、"痰饮恶阻"治疗、"痰热恶阻"治疗药物加减、"妊娠恶逆"治疗、"妊娠胃虚寒恶心呕吐"治疗、"头痛发热恶心"治疗药物加减、"伤食停滞胃痛"治疗药物加减、"腰腹痛胎不安"治疗药物加减、"妊娠子烦"治法、"妊娠子悬"治法、"妊娠子嗽"治法、"妊娠子淋"治法、"妊娠转胞"治法、"血热胎漏"治法、"气虚胎漏"治法、"孕妇尿血"治法、"子鸣"治法、"曾三月堕胎"治疗、"伤胎腹痛血已下"治疗、"小产之后下血不止"治疗、"小产之后腹痛"治疗、"小产之后调养歌"、"孕妇心惊胆怯、烦闷不安"治疗、"妊娠遗尿"治疗、"子死腹中"治疗、"下活胎"治疗、"临月养胎方"、"产前晕"治疗、"横生"治疗、"难产气血亏、无力欲绝"治疗药物加减、"盘肠生"治法为笔者个人经验。

八、产 后 门

胞衣不下概说

产后胎衣下不来，注意是否是双胎，若非双胎勿惊母，莫告母知取下来。

胞衣不下治法

胞衣不下三方

胞衣不下归尾膝，通草瞿麦葵滑石；胎衣不下夺命散，血竭没药二味煎；血入胞衣下不能，朴硝为末童尿冲，每服一二钱热饮，古人下死胎亦用。

产门不闭治法

产门不闭是气虚，十全大补补中益，初产伤重玉门肿，水煎甘草汤温洗。

产后血晕治法

产后血晕，瘀血上攻的血晕

产后血晕眼花乱，昏迷头晕看不见，面赤瘀攻佛手散，面唇苍白[不语]清魂散，佛手散即芎归汤，川芎当归是此方。

产后血晕清魂散，荆芥参甘泽兰芎，水煎热服加童便，秤锤烧红入醋熏。

产后三病概说

产后三病金匮篇，痉病郁冒大便难，多因产后过伤血，伤津伤液过出汗，血虚汗多喜中风，故令痉病而出现，亡血复汗寒多者，故令郁冒病症见，亡津亡液胃燥者，肠枯不润大便难。

产后三病治法

产后生化汤

当归三钱甚有功，二钱南楂一钱芎，红花益母泽兰一，姜草桃仁五分从。

产后病痉

痉病强直似反弓，血虚多汗喜中风，十全大补加附子，少加防风佐其中。

产后病痉危症

头摇喘促汗如珠，两手撮空命必倾。

产后郁冒

产后郁冒不一般，神昏不语必相兼，亡血复汗多寒者，钩菖远志八珍煎。

败血冲心郁冒

败血冲心郁冒病，七珍散方效非凡，防风细辛川芎地，菖蒲人参朱砂研。

产后郁冒，但头汗出

郁冒血虚下厥妇，孤阳上出但头汗，脉弱喜呕便反坚，小柴胡汤主之安。

产后痰热上冲郁冒

产后痰热郁冒病，黄连南星合二陈。

产后大便难

产后伤液大便难，津亏胃燥肠发干，饮食如常不胀满，不须妄下损真元，待其血旺津自润，自能通畅便不难，或服当归芝麻蜜，甚则灌肠导蜜煎。

产后诸症治法

新产四物汤为君，头痛减芍倍川芎，自汗减芎参芪入，口渴花粉五味冬，恶露腹痛芪莫用，赤芍桃仁玄五灵，寒痛桂良姜乌药香附，淋漓不休白芍升麻，若是遍身全浮肿，海金槟榔合四苓，子肠不收蓖帖顶，再加四君是八珍，泄泻猪苓术芩草，防风藁本痛前阴，此是四物活用法，医在临证再详分。

恶露不下治法

停瘀不下

风寒气滞血瘀凝，恶露不下腹必疼，治以可用失笑散，方即蒲黄和五灵。

无血可行

去血过多无血行，是因血亏腹不疼，面色黄白身发倦，参芪四物服之灵即圣愈汤。

恶露不绝治法

恶露不绝色污浊，生化汤可煎之喝，露下不休色浅淡，人参归脾加续阿胶。恶露不断腥臭秽，佛手散方服之瘥。

产后虚性头痛治法

血亏头痛，无表里证者

产后头痛多因虚，面色黄白是血亏，不发热冷不便闭，八珍汤加蔓荆吃。

产后瘀血上攻，头痛者

瘀血上攻头痛者，必因恶露不下行，面色暗红兼腹痛，芎归汤方服最灵。

产后感冒性头痛

感冒头痛发热呕，加减芎苏饮可投，苏芩桔梗合四物，陈草参壳与前胡。

产后心胃痛治法

产后风寒凝滞，寒性心胃痛甚（又名杀心痛）

产后寒性心胃痛，四肢厥逆甲白青，[大]岩蜜[汤]独吴[茱萸]甘远细，姜桂四物减川芎。

产后伤食胃痛

产后伤食胃中疼，必兼恶食呕吐频，停滞中脘按之硬，曲麦[木]香砂合二陈。

产后突然胃痛

产后实热胃中疼，大便燥结尿涩红，渴欲饮冷玉灼散，四物甘草硝黄攻。

产后腹痛治法

产后血虚腹痛

产后血虚腹痛期，去血过多后血亏，腹软喜按当归建，即小建中加当归。

产后血虚寒腹痛

九蜜煎治产后空，呕吐不食腹中疼，归芍细辛熟地桂，炮姜吴萸草茯苓。

产后瘀壅腹痛

产后瘀壅腹痛时，恶露去少血瘀滞，此症可用失笑散，方即蒲黄五灵脂。

产后血滞腹痛

产后血滞腹痛时，当归芍药与桃仁，芎草干姜同等量，水煎一服效通神。

产后气滞血瘀腹痛

芎归汤中熟地黄，白芍青皮广木香，桃仁红花玄胡索，丹皮泽兰引生姜。

产后左边腹痛

左边腹痛活血汤，归尾赤芍桃木香，香附乌药芎丹桂，枳壳元胡草生姜。

产后伤食腹痛

伤食腹痛异攻散，曲麦山楂加其中。

胞寒腹痛

胞寒腹痛香桂散，方即肉桂当归芎。

产后少腹痛治法

产后儿枕痛

儿枕痛即少腹痛，是因产后瘀未净，延胡索方归尾桂，赤芍琥珀蒲黄红花。

三圣元胡肉桂当，灵脂香附赤芍姜，更加生地焦楂肉，止痛逐瘀是效方。

产后少腹痛小便不利

小便不利少腹痛，胀满蓄水用五苓。

产后胞受寒少腹痛，寒疝攻痛

产后受寒少腹痛，吴茱萸汤服之灵。（方见痛经）

产后少腹及前阴红肿硬痛

败血留结少腹疼，前阴红肿硬疽痛，银翘乳没甘草节，合生化汤姜不用，溃后不愈黄芪贝，银翘黄柏甘草生。

产后胁痛治法

产后左胁痛

产后左胁痛，瘀血犯肝经，可用延胡散，方见儿枕疼。

产后右胁痛

产后右胁痛，气虚肝郁凝，可用四君子，加入柴胡青皮。

产后两胁痛

产后两胁痛，气血虚寒凝，八珍加肉桂，活血补卫荣。

产后胁痛治法

产后血滞下注，腰胯股沉重痛

产后血滞腰股痛，多因产时冷风乘，佛手散加独活桂，续膝防风桑寄生。

产后去血过多，阴亏腰痛

产后伤阴寒腰痛，血去过多伤真阴，桂附地黄加续杜，水煎温服立见轻。

产后腹中硬块痛治法

产后瘀滞血瘕，大小腹中硬块痛

产后腹中硬块疼，日久不散血瘕成，瘀血凝结延胡散，方在产后儿枕痛。

产后寒疝少腹攻痛

产后疝痛少腹攻，吴茱萸汤见痛经。

产后遍身痛治法

产后血虚客邪遍身痛

产后血虚遍身痛，血亏外感客邪侵，趁痛散归芪术草，牛膝独活薤桂心。

产后败瘀滞于经络身痛

产后瘀滞遍身疼，面唇色紫身胀痛，桃红四物加没药，秦艽同煎络疏通。

产后筋挛痛治法

产后筋脉拘挛疼，指抽俗名鸡爪风，皆因产后血液亏，血不荣筋复风乘，有汗八珍黄芪桂[枝]，再加阿胶大补荣，无汗四物柴胡桂[枝]，再加木瓜与钩藤。

产后伤食呕吐治法

产后伤食呕吐

过伤生冷肉面鱼，心下饱闷恶食气，懊侬嘈杂吞酸吐，香附砂仁六君加楂曲。

产后伤食兼痰呕吐

若是呕逆痰涎者，必兼痰饮二陈吃。

新产之后呃逆治法

产后虚热呃逆

产后呃逆虚热渴，面红溺赤脉不数，橘红竹茹干柿蒂，水煎一剂慢慢喝。

新产之后呃逆，虚寒气不顺

产后呃逆气不顺，丁香白蔻为细末，桃仁伏龙吴萸引，水煎冲服三分五，此方服后如不应，引中再加人参附子。

产后气喘危候治法

产后血脱孤阳上越气喘者

产后气喘候危恶，下血过多血暴脱，孤阳上越卫无依，参附煎汤徐徐喝。

产后败血上攻于肺而喘者

败血上攻于肺喘，面色紫黑指甲绀，虚者二味参苏饮，苏木煎汤送参末，体实者需加芒硝。

或用没竭夺命散，童尿和酒送下咽，方即血竭没药末，服后瘀下喘自安。

产后浮肿概说

产后浮肿分三类，气肿血肿和水肿，皆因败血乘虚浸，流入经络化成水。

产后浮肿治法

产后血水肿

血肿遍身色发绀，皮如熟李身肿遍，归芎琥珀麝香细，肉桂没药为末研，另用归芎苓陈引，水煎冲服次二钱。

产后气水肿

气肿轻虚胸胀满，因素有水致此愆，可服枳术仅二味，引用姜皮水来煎。

产后水肿

水肿喘嗽必少尿，茯苓导水汤可靠，方即四苓[散]五皮饮，木瓜木香苏[梗]槟缩，胀加枳壳喘葶苈，腿脚肿加防己熬。

产后发热治法

血亏发热

血亏发热血暴伤，阳无所附四物汤，从阴引阳为正治，原方之内加炮姜。

外感发热

外感发热兼恶寒，头痛身痛体倦酸，四物汤内柴胡用，引用葱白苏叶添。

伤食发热

伤食发热兼腹胀，胸闷呕吐吃不香，异功散加缩砂朴，焦楂焦曲引生姜。

停瘀发热

停瘀发热兼腹痛，下腹之部按痛硬，可用原方生化汤，减去益母加丹参。

产时劳乏过度，疲虚发热

产时劳乏发热恙，只用十全大补汤，若是气血俱虚者，只给她服八珍汤。

血脱发热

血脱发热兼烦躁，面赤而渴口舌焦，宜服当归补血汤，当归炙芪两味熬。

产时血暴脱，阳无所附，孤阳外越，险症之发热者

阴血暴脱阳无附，热是孤阳外越现，急熬参附徐徐饮，迟则必发大汗喘，口渴人参生脉饮，喘汗不止命必残。

产后寒热治法

寒热往来

寒热往来似少阳，柴胡四物各半汤。

乍寒乍热

增损四物汤：荣卫不和四物汤，减地加入参草干姜；

寒热似疟兼食

寒热似疟兼食伤，曲楂柴胡合生化汤；

外感憎寒壮热

憎寒壮热受风寒，四物减芎[加]参[芥]穗[干]姜。

产后汗出治法

但头汗出

阴虚阳热而上蒸，头上汗出只至颈，只用当归六黄汤，将芩连柏炒黑用；

自汗出

自汗太甚黄芪汤，四君减参加入防[风]，熟地麦冬芪牡蛎，引用红枣煎服汤；

阴血大脱大汗不止

阴血大脱大汗出，孤阳外越用参附，大剂煎浓徐徐饮，趁未亡阳赶快救。

内热心烦头痛气短自汗

人参熟地当归身，白芍竹叶和麦门，黄芩川芎甜甘草，清热祛烦止汗津。

盗汗出

产后盗汗睡熟出，小麦炒黄勿令胡，牡蛎煅过共为末，猪肉煎汤二钱服。

产后瘈疭抽搐治法

产后瘈疭搐搦抽，筋无所养血不够，阳气炽盛发寒热，勿当风治应当补，即兼心烦口又渴，八珍汤加丹地钩[藤]，若抽无力目戴上，大汗不止命将促。

产后惊悸恍惚概说

悸似心跳惊似怕，恍惚似乎不明了，产后血亏心血少，气不守神志怯弱。

产后惊悸恍惚治法

心血亏虚的惊悸恍惚

补血养心茯神散，参芪熟地桂白芍，茯神琥珀归膝[龙]齿，惊悸恍惚都有救。

忧思伤脾的惊悸恍惚

若因忧思伤心脾，惊悸恍惚睡不着，人参归脾汤加味，龙齿枣仁[加倍]朱砂调。

产后神经病治法

血迷心窍

产后癫狂逾墙骂，血迷心包逍遥[散]加[味]，桃仁红花苏木远，热加小柴研辰砂。

语言错乱

产后怔忡由血少，语言错乱远志煎，茯神麦冬朱砂拌，山药当归粉草甜。

神不守舍妄语

神不守舍瘀攻心，妄言妄语无伦次，柏子远志当归地，琥珀甘草桑寄生。

妄言见鬼

妄言狂乱见鬼神，瘀血投心琥珀参，生地茯神珍珠母，阿胶甘草朱砂吞。

产后虚烦治法

一般的虚烦

产后一切心中烦，四物加苓远朱拌。

心烦气短

产后气短心又烦，参[熟]地归芍麦桂煎。

瘀血冲心

产后瘀血冲心烦，只服蒲灵失笑散。

去血过多烦躁甚者

去血过多烦躁甚，不解归芪二味煎。

产后渴病治法

气虚津亏渴

气虚口渴津液亏，人参麦冬二味吃。

血虚口渴

四虚口渴四物汤，加入花粉麦冬常。

渴甚不解

渴甚竹叶归芪汤，参术归芪竹叶甘。

产后咳嗽治法

感冒风寒咳嗽

产后咳嗽感冒风，起居不慎风寒侵，金沸草散前胡辛，半夏荆甘赤茯因，局方不用细辛茯，加入麻黄赤芍均，煎加姜枣除痰嗽，肺感风寒加杏仁。

阴虚火烁肺金咳嗽

阴虚火上烁肺金，麦味地黄汤可吞。

瘀血上冲入肺的咳嗽

瘀血上冲入肺嗽，佛手散内桃红入，杏仁川贝延胡索，又能破瘀又止嗽。

咳嗽声哑

肺热上蒸嗽哑声，三钱当归四钱冬，枇杷川贝泽兰叶，杏仁蒌仁三钱同。

产后衄血概说

产后衄血血上行，恶露不下虚热升，口鼻色黑虚热极，胃绝肺败药难医。

产后衄血治法

方用人参丹二地，童尿泽兰和牛膝。

热性衄血

热性衄血二味参苏饮，加入黄芩炭炒黑。

产后痢疾治法

热赤痢

产后热痢赤稠黏,宜服四物槐炭连。

寒火不和实性痢疾

产后寒火实性痢,芍药芩连木香归,枳壳甘草紫肉桂,实痛大黄炒槟倍。

久痢滑脱

久痢涩补真人养脏汤。

久虚痢

久虚不止十全大补汤。

久痢诸药不效

产后痢疾久不愈,加味四君粟壳芪,当归酒芍姜连炒,木香陈皮麦芽曲。

外感风寒痢

外感风寒表性痢,人参败毒散可吃。

暑湿成痢

暑湿之侵而成痢,古方香连丸可吃。

败血渗入大肠痢

败血渗入大肠痢,暗红腐臭色败黑,四物汤加乌贼骨,阿胶血余炒地榆。

产后按时发冷烧似疟治法

荣卫不和停瘀似疟

荣卫不和瘀停疟，生化汤加鳖甲柴胡。

痰饮食积似疟

产后痰饮食积疟，二陈汤中楂朴入。

外感风寒暑似疟

外感风寒暑似疟，只给藿香正气服。

疟疾病

草果赤苓半草苏，青皮芎芷葛根服，产后疟疾煎服下，一剂能令病即除。

产后血崩治法

产后失血过多，亡血后崩症

产后亡血又患崩，血脱气陷病非轻，十全大补加胶续，枣仁山萸炮姜升麻。

暴怒伤肝血崩

暴怒伤肝致血崩，炒栀生地茅根逍遥同。

内留瘀血又患崩

瘀留少腹必胀痛，血崩佛手失笑共。

产后小便淋闭涩痛治法

产后小便淋闭

小便淋闭少腹胀痛，热邪夹瘀渗脬中，四物汤加蒲黄瞿，桃膝甘滑木香木通。

产后小便不禁淋漓治法

气虚下陷小便频

小便频数尿清白，气虚补中益气开。

伤脬淋沥

稳婆不慎误伤脬，小便不畅淋沥流，参芪术芍当归草，引猪胞脬同煮服。

破脬尿淋

破损胞脬尿必淋，芎归参术与桃仁，陈皮芪苓猪羊脬，一同煎服续旧春。

肾虚遗尿不禁

产后肾虚遗尿频，桂附地黄益智仁，桑螵蛸和补骨脂，水煎或配蜜丸吞。

产后中风治法

愈风八物用之先，加入荆防羌活煎，产后中风宜用此，祛邪养正得安然。

或用愈风润燥汤，寿世保元有这方。

产后大便出血治法

大肠经热便血

大肠经热大便血，四物芩连酒炒黑，地榆阿胶芥穗炒，蜜炙升麻棕榈灰。

虚性大便下血

(一)

脾不摄血归脾汤。

(二)

气虚下陷补中益。

产后泄泻治法

伤食泻

伤食泄泻六君子,加入神曲麦芽姜。

久泻脾虚

久泻脾虚白术散,引用红枣或米汤。

食水不调泻

食水不调泄泻病,平胃散服是良方。

血寒腹痛而泻

腹痛泄泻归芍草,白术川芎与炮姜。

稀屎痨五更泻

稀屎痨或五更泻,四神丸引[用]胃苓汤。

久泻虚滑

久泻虚滑诃子散,或用河间诃子方。

久泻滑脱

久泻滑脱应涩补,大断下汤是效方。

产后蓐劳虚羸病概说

产后蓐劳虚羸病，皆由产后气血亏，不慎起居失调养，外感风寒内蓄瘀，不洁饮食伤厚味，兼忧劳忿怒引起，总是正虚邪有余，往来寒热痛腹膝，懒进饮食多喜卧，嗜眠眩晕头昏迷，骨蒸潮热自盗汗，痰喘咳嗽面黄萎，肌肉消瘦无气力，这等蓐劳是难医，欲治必先调脾胃，增进饮食为第一，再补气血调营卫，后补虚损病即愈。

产后蓐劳虚羸病治法

第一步：先调胃

治蓐劳先调胃方

蓐劳治法先调胃，六君子汤先与之，脾胃强壮能消谷，水谷之精化生气，能食渐觉精神爽，然后再调荣养卫。

第二步：三合散加减

以下一切蓐劳各症只以三合散为主，随症加减用之。

蓐劳主方三合散方

蓐劳主方三合散，小柴[胡汤]八珍[汤减]白术去，按证加减酌而用，临症用时要仔细。

往来寒热腹胀痛

往来寒热腹胀痛，芩地元[胡]桃减去参。

懒食喜睡头眩

懒食喜睡头眩晕，去柴加芪缩砂陈。

骨蒸自汗盗汗

骨蒸自汗或盗汗，加牡[蛎]鳖[甲地]骨减柴芎。

痰喘咳嗽

痰喘咳嗽参柴减，加入川贝百合冬。

面黄肌瘦无力

面黄肌瘦身无力，减去芎柴倍芪参。

病后虚羸

病后虚羸补气血，养荣十全或八珍。

产后虚劳发热，又名产蓐热

三之一用[汤]草柴苓，四物仍兼茯苓参，产后虚劳多发热，脉洪无力或弱沉。

治疗产后诸症附说

朱震亭云产后期，诸症都因气血虚，治法惟宜用大补，虽有他症末治之；法从政云产后疾，莫可诸不足治之，二者之说各有偏，随证施治是正规，须由形症脉来辨，实则攻之虚补虚，莫说胎前皆实热，莫认产后俱寒虚，细察详辨方不误，切莫临证混淆迷，认清证候再投药，小心谨慎是良医。

笔记栏

产后门，记述了产后诸症的概说、分类、处方、用药。本节记载处方多为中医古籍原方。笔者在原著中将本节“产后生化汤”“三合散”用红笔标出。本节“胞衣不下三方”“产门不闭治法”“产后病痉”治疗药物加减、“产后郁冒”治疗药物加减、“产后痰热上冲郁冒”治疗药物加减、“产后大便难”治法、“产后伤食胃痛”治疗药物加减、“产后血滞腹痛”治疗、“产后伤食胃痛”治疗药物加减、“产后少腹及前阴红肿硬痛”治疗药物加减、“产后血滞下注，腰胯股沉重疼”治疗药物加减、“产后去血过多，阴亏腰痛”治疗药物加减、“产后败瘀滞于经络身痛”治疗药物加减、“产后筋挛痛”治疗药物加减、“产后伤食呕吐”治疗药物加减、“产后蓄热呃逆”治疗、“新产之后呃逆、虚寒气不顺”治疗、“产后血水肿”治疗、“产后气水肿”治疗、“产后水肿”治疗药物加减、“外感发热”治疗药物加减、“伤食发热”治疗药物加减、“停瘀发热”治疗药物加减、“产后寒热似疟兼食”治疗药物加减、“产后憎寒壮热”治疗药物加减、“产后自汗出”治疗药物加减、“内热心烦头痛气短自汗”治疗、“产后汗出，盗汗出”治疗、“产后瘛疭抽搐治法”“产后惊悸恍惚，忧思伤脾的惊悸恍惚”治疗药物加减、“产后血迷心窍”治疗药物加减、“产后语言错乱”治疗、“产后神不守舍妄语”治疗、“产后神经病，妄言见鬼”治疗、“产后一般的虚烦”治疗药物加减、“产后心烦气短”治疗、“产后渴病治法”“产后风寒咳嗽”治疗药物加减、“产后瘀血上冲入肺的咳嗽”治疗、“产后咳嗽声哑”治疗、“产后衄血治法”“产后热赤痢”治疗药物加减、“产后寒火不和实性痢疾”治疗、“产后久痢诸药不效”治疗药物加减、“产后败血渗入大肠痢”治疗药物加减、“产后按时发冷烧似疟治法”“产后血崩治法”“产后小便淋闭涩痛治法”“产后小便不禁淋漓治法”“产后伤食泻”治疗药物加减、“血虚腹痛而泻”治疗、“三合散”加减为笔者个人经验。

九、乳 症 门

催乳治法

产后血亏，无乳可行

产时血多血必亏，无以化乳供儿吃，乳少不行木通四物，不留花粉熬猪蹄，外用葱白煎汤洗，淋洗乳房通其气。

乏乳

乏乳乳少少且稀，漏芦花粉草丹皮，木通不留萹蓄草，熬汤煎药母猪蹄。

下乳

下乳散用归芍芎，生芪生麦芽通草木通，不留山甲生地芷，猪肘煎汤乳自通。

血瘀壅塞，乳汁不行

乳腺血瘀乳不行，血瘀壅塞乳闭严，两乳胀痛涌泉散，花粉不留漏芦蚕，引用猪蹄煎糖服，散瘀止痛乳如泉。

冻乳不出

天寒冻乳胀不出，开水毛巾用热敷。

愤怒肝郁乳不出或少或无

肝气郁结乳不行，通肝生乳汤最灵，归芍白芍熟地草，柴胡通草远麦冬。

回 乳 治 法

产后乳汁暴出流不止

产后乳汁暴涌流，气血大虚是其由，只把十全大补用，方内参芪加倍投。

食少乳太多

食少乳多免怀散，红花芎归牛膝服。

断乳

回乳饮内用川芎，归尾赤芍与次生，红花益母泽兰叶，焦麦炙草怀膝并。

断乳单方

断乳是因无儿吃，焦麦二两水煎吃。

乳痈概说

乳痈红肿坚硬痛，憎寒壮热头也疼，初起急服消毒饮，如果不消必化脓。

乳痈治法

乳痈消毒饮

消毒饮内归芷青，柴胡浙贝花粉银花，僵蚕和入甘草节，如冷烧加入荆芥羌独防风。

乳痈日久不消脓成

日久不消脓成者，山甲皂刺加方中。

溃后气血虚者

溃后气血俱虚者，补中益气和养荣。

治乳痈效方

合乳汤治乳上痈，当归一两蒲公英，浙贝花粉三钱用，山甲一片草二成。

吹乳概说

吹乳是儿口吹成，结核坚硬乳不通，当早消之瓜蒌散，延日不消便成痈。

吹乳治法

治吹乳瓜蒌散

瓜蒌散乳没当归，瓜蒌甘草酒煎成，脓成之时加皂刺，立效散是此方名。

吹乳内已溃外敷法

吹乳脓成内已溃，不破外敷夏南星，草乌皂刺僵蚕芷，为末外敷调蜜葱汁。

吹乳成痈肿痛

吹乳成痈消化汤，二两银花一两当，甘草三钱通草一，紫背天葵五钱量。

一切乳疮痈效方

川贝蛇蜕等份研，黄蜡溶化和成丸，豆大每服二十粒，重者两次病即痊。

乳岩概说

乳岩结核久缠绵，三年五载十几年，内破嵌空玲珑陷，洞窍凸凹如岩山，皆由抑郁不舒散，或因性急怒伤肝。

乳岩治法

乳岩治法处方

用十六味流气饮，归芍参芪芎苏甘，防芷桔壳槟乌药，厚朴肉桂木通煎。

乳岩熨法

木香生地捶成饼，烘热熨之消乳岩。

代茶服药方

青皮甘草煎常饮，须戒七情莫吃荤。

乳岩溃后久不愈

日久不愈十全补，或用归脾或八珍。

溃后不敛单方

水煎二两生黄芪，每日一剂连服之。

妒 乳 概 说

妒乳乳头生小疮，小儿吮时痛难当。

妒 乳 治 法

妒乳外上药

甘草鹿角为细末，鸡子黄调放铜器内上之。

妒乳内服药方

妒乳内服连翘饮，杏仁甘草硝大黄，升防元参白芍翘，射干白蔹水煎尝。

乳 悬 概 说

乳悬乳房忽下垂，痛长细小过腹脐。

乳悬治法

内服方

此乃瘀血上攻致，归芎煎汤频饮之。

乳悬熏法

更以余药熏鼻孔，瘀血自散乳升提。

乳悬帖法

不应萆麻仁帖顶，乳升之后急洗去。

乳头凹陷治法

乳头凹入吃不着，乳房越胀越难叼，眼药水瓶去大头胶皮盖叩乳顶，小头插入针管抽，吸出头急令儿吮，如此数次头自出。

笔记栏

乳症门，记述了产后乳房诸症的概说、分类、处方、用药。笔者在原著中将本节"治乳痈效方""一切乳疮痈效方"用红笔标出。本节"催乳治法""产后乳汁暴出流不止"治疗药物加减、"食少乳太多"治疗、"断乳单方""消毒饮"治疗药物加减、"治乳痈效方""吹乳内已溃外敷法""一切乳疮痈效方""乳岩熨法""乳岩，代茶服药方""乳岩溃后不敛单方""妒乳外上药""乳悬治法""乳头凹陷治法"为笔者个人经验。

十、前 阴 门

阴 肿 概 说

玉门肿胀坠兼疼，若是痃疝两拗疼，湿热下注肝脾火，气虚下陷坠而重。

阴 肿 治 法

湿热下注肿痛

湿热下注阴肿疼，龙胆泻肝汤最灵。

气虚下陷坠痛

气虚下陷阴坠重，补中益气汤举升。

阴肿外用方

[大]戟防[风]艾叶煎熏洗，枳实陈皮炒热腾。

阴中痛治法

小户嫁痛是阴疼，手足伸舒都不能，可服丹栀逍遥散，四物乳香[为末]纳阴中。

阴中痒概说

阴痒湿热内生虫，浑身倦懒便淋漓。

阴中痒治法

阴痒[龙胆]泻肝[汤]或逍遥[散]，鸡肝绢裹纳阴中，如此纳之日三易，桃仁雄黄煎洗阴。

阴中一切虫患治法

阴中诸虫效方

猪肉十斤熬白汤，汁入大盆坐浴良，冷则易之二三次，一切阴虫尽消光。

阴挺下脱概说

妇人阴挺下脱症，或因分娩力过度，或因产时伤胞络，或因湿热下注成，有因气虚下陷者，阴中突物似蛇菌，或者犹如鸡冠样，古人皆称㿗疝名。

阴挺下脱治法

湿热症状

属湿热者必肿疼，小便必数溺涩红。

气虚症状

属气虚者必重坠，小便必长溺且清。

治法处方

湿热龙胆泻肝汤，气虚[补中]益气[汤]加栀青[皮]。

阴挺下脱外用法

蛇床乌梅汤熏洗，藜芦猪油捣敷阴。

阴疮概说

妇人阴疮曰阴蚀，七情火郁脾肝经，湿热下注血凝滞，日久虫生化疮脓，少腹胀闷溺赤涩，时痛时痒若虫行，食少体倦日晡热，经候不调带下频。

阴疮治法

肿者治法

肿者栀柴四物加，丹皮胆草共煎浓。

溃烂治法

溃烂出水而痛者，逍遥散方加味用。

重坠治法

重坠补中益气汤，用时必须认清证。

阴痔概说

阴痔俗称痂子病，阴中有肉突露出，流黄水的容易治，流白水的是难愈。

阴痔治法

内服处方

龙胆泻肝或逍遥，补中益气或归脾。

阴痔外熏法

外用乌头烧存性，为末醋调热熏气。

产后肉腺出概说

产后阴内肉腺出，长二三尺痛不收。

产后肉腺出治法

内服处方

治法先服失笑散，调理芎归汤后服。

产后肉腺出外用法

带皮生姜三斤重，炸姜只用三斤油，将姜炸干为粗末，净布包好做外敷，肉腺屈曲玉门外，先熏后敷腺自收。

阴冷概说

妇人阴冷阴内凉，风寒乘虚客子脏，久之气血必凝滞，难于受孕变他恙。

阴冷治法

内服处方

妇人阴冷病绵绵，内服桂附地黄丸。

阴冷外用法

床子干姜吴萸远，为末绢裹纳阴日二换。

阴吹概说

阴道出气而有声，如转矢气一样鸣，金匮谓由谷气实，胃气下泄阴吹成，后人发现因虚者，中气下泄阴吹病。

阴吹治法

阴吹谷气实者方

阴吹金匮膏发煎，猪脂半斤发如鸡子大一团，发煎枯后稍温服，病随溺出病即痊。

阴吹气虚者方

中气下泄阴吹者，补中益气升柴添。

交接出血概说

妇人交接血即出，心脾损伤食其由。

交接出血治法

处方之一

归脾汤加伏龙末，白水煎汤空腹服。

处方之二

千金方桂心釜底墨，二味为末酒冲服。

妊娠下胎概说

可下之胎概说：妊娠羸瘦或夹疾，脏腑伤损气血亏，气血枯竭胎难养，以致胎动不安适，胎儿怯弱不坚固，终不能安可下之，薛立斋论以上证，用腰腹门法可治，先按各症论主治，但能医治勿下之，其始果不能安者，方可议下且慎施。

妊娠下胎治法

下胎方

(一)

妊娠因母有疾病，胎气始终不能安，七月七日法白面[大全作面]，四两水煎二大盏，煎取一盏三分量，绵沥去滓分服食，三服之后胎立下，妊妇无害得安然。

(二)

大麦五升酒一斗，煮沸去渣分五服，隔宿勿食但再服，其子如糜母无苦。

(三)

麦蘖一升，为末，水煮二升，服之，即下。

(四)

鸡子一个，一撮盐，于鸡子中煨，服验，即下。

身不弱里热，胎不安可下者

身强胎热大便干，胎动腹痛苦难言，清热安胎不生效，欲下其胎玉灼散(即四物汤加硝黄草)。

身强无病可下之胎方

身强无病子女多，影响工作和生活，封建社会私有孕，谨慎议以此方下。(方见胎前下死胎门)

断产治法

断产方

(一)

故蚕纸方圆一尺，烧为末清酒调服，验方终身不复孕，意欲断产方可服。

(二)

油煎水银一日方息，空腹服枣核大一丸，永断孕不伤人。

(三)

四物汤料每服五钱，加芸苔菜籽二钱，于行经后水煎温服。

用针灸法

经水按期月月至，突超半月无月事，犹恐受胎成了孕，酌情可用针灸消，先针巨阙和关元，补合谷泻三阴交，如未成胎经能下，如果受孕胎能掉。

避孕治法

九龙丹

此方能令子宫内膜脂肪增生。

甘枸杞、白茯苓、当归尾(酒洗)、金樱子、山楂子、大熟地、佛坐须、莲子肉(不去心)。以上八味各二两，共为细末，酒糊为丸，梧桐子大，每服五十丸，早晚食前服之，或酒或盐汤下，将此一料药吃完即不受孕矣。如欲再生育者，用车前子一味，每服一钱煎服，日服二次，连服七日子宫脂肪即消，复能受孕矣。

绝孕丹

活水银二钱、锡灰二钱、瓦松小二分，先下水银于末糊内搅匀，次下余药为丸，如桐子大，每服三丸，连服三朝，过五日再如前法服之，服后再过二十五日，再如前法服之，则永绝孕矣。

快欲避孕方

桂心三钱、川椒一钱、木鳖子肉五个、定粉一钱、麝香五分，共研为细末，蜜丸桐子大，每性交前津化抹阴茎上，快情不孕。

笔记栏

前阴门,记述了前阴诸症的分类、处方、用药。笔者在原著中将本节“阴中诸虫效方”、“九龙丹”、“绝孕丹”、“快欲避孕方”用红笔标出。本节“阴肿外用方”、“阴挺下脱外用法”、“阴痔外熏法”、“产后肉腺出外用法”、“阴冷外用法”、“交接出血治法”治疗药物加减、“下胎死方”四方、“断产方”三方及针灸法、“避孕治法”为笔者个人经验。

第五章 儿科病症

一、儿科概说

我们欲治儿科病，先看体质和年龄，弱儿多病强儿壮，亦有初生时畸形，幼儿大小先定名，初离母体曰初生，此时形柔质脆嫩，古有芽科哑科名，半周两岁婴儿唤，三岁四岁孩儿称，五岁六岁称小儿，七龆八龀自古龄；九岁之龄名童子，十岁稚子为定名，古人虽分几阶段，儿科幼科通可称，儿科越小越难治，总因自苦说不清，诊断要凭病脉证，还须依靠症候群，望闻问切是古法，观察面部和指纹，触叩体温亦可用，问病必兼问大人。

儿科病当量体温，三十七度正常人，男女大小一般看，多则为热少寒侵，体温不升虚寒甚，越高越热甚则昏。

二、变蒸论

祖国医学论变蒸，蒸生六腑变脏生，自从出生之日算，三十二日一变蒸，二变蒸日六十四，按定期病考变蒸，若非按日定期病，杂病不在此例中，变是态异蒸发热，蒸不发热为暗蒸，脏腑骨全经十变，三百六十日之程，变轻发热微汗解，变重壮热脉乱惊，或烦渴啼躁汗吐，变蒸轻者五日愈，变蒸重者七日程，壮儿多有暗变蒸，也不发热也不惊，凡是变蒸看儿口，上唇微肿卧蚕形，或是唇上起珠疱，按期发病为变蒸，是日若得其他病，不可死板硬套中，临床辨证灵活用，随证施治是准绳。

三、诊 断 法

望 诊

望诊即是观视看，眼能见到全都算，望色先定正常色，健康谓儿无病变，我国肤色黄而润，少经日光色润白，儿科病易现在面，五脏定位说一遍[包括五色五行]。额属心红颏肾黑，脾土色黄鼻外趁，左脸肝青右[脸]白肺，各部正色是无病。倘然异现相生色，虽在患病亦无虑，最怕出现相克色，虽患轻疾亦逆证。

黄色主病歌

五脏位若无色现，再将全脸看一遍，正常面色浅黄润，身目睛黄黄疸病，身面深黄疳积瘦，身胖黄凝黄胖病。

白色主病歌

白色血少或寒疾，大肠滑泄或肺虚，黄白瘦弱脾胃困，白血病身无血迹。

黑色主病歌

黑色属寒或痛居，黑瘦久泄是癖疾，人中色黑多虫痛，热证之黑红垢黑。

青色主病歌

色青垢暗急惊作，青而白淡慢惊成，氧气不足唇甲绀，喘促甚使鼻凹青。

红色主病歌

深红色暗里热证，浅红色淡是血亏，鲜红色亮表证在，黑红面垢瘟毒攻。

望耳鼻口眼舌喉唇龈等主病歌

儿科七窍莫另观，成人所属是一般，五脏精华先说眼，瞳仁属肾乌珠肝，眼胞属脾白睛肺，心经眼角赤脉间，耳属肝肾鼻属肺，唇龈属脾肺胃咽，舌为心苗牙余骨；再将病理表现观，下痢腹痛眉头皱，阴弱阳强发硬软，眼窝唇青惊风至，红肿心肝风火眼，眼黑凹陷睛不转，好手医人也为难，眵糊朦胧是因热，目泪清涕是伤风，目泪清涕多嚏嗽，克氏斑现麻疹萌[有粒为疹、无粒是斑]，麻疹身有健康肤，猩红热是遍体红，耳底痛后流臭水，冷后发热耳先红，唇疮肿痛是胃火，龈烂黑臭牙疳名，唇疮不肿防惑病，虚症唇肿卧蚕形[而不疼]，马牙龈上白点硬，哺时咬母乳头疼，舌苔垢因里热生，厚腻热重薄者轻，舌苔白滑表邪在，擦的下去是奶层，舌黑干硬如铁甲，即是瘟毒内热攻，重舌小舌出舌下，肿硬不疼木舌名，烂喉痧嗓红烂疼，猩红热菌溶血性，苍白口圈猫舌赤，无健康肤遍身红，乳蛾今谓扁桃肿，坚硬肿痛或化脓，喉癣白喉为阴证，白膜拭之不掉层，淋巴腺炎是瘰疬，颈腋鼠蹊粟不疼，甲状腺炎粗脖颈，甚则突眼胳膊弓，片红展侵赤游风，干癣皮痒起屑层，湿癣痒痛脓疱疥，黄水疮痒不出脓，疖子有尖红肿硬，平肿无头乃是痈，阴疮慢肿凉不痛，臁疮是在膝下生，天花同起同痂落，同期灌浆底缊红，水痘起落无规律，灌清浆水似珠形，鬼饭瘖瘤荨麻疹，瘙痒形如蚊虫叮。

望指纹

小儿三岁以下，须看虎口三关，男左女右食指，一风二气命三，纹现本节内侧，一轻二重三难，淡红风热在表，紫红必主伤寒，纹乱[或]痘[或]疹[或]病久，青惊白者是疳，纹细多啼腹痛，黑纹如墨恶患，直射指甲症险，[另有]分支分叉几般，叉头长短可治，无叉直射医难，弓反里顺外逆，顺逆绞乱难痊。

闻 诊

闻诊兼嗅是听声，闻声嗅气知卫生，实证先轻后音重，虚证先重而后轻。咳涕鼻囔是外感，喉中辘辘是痰声，肠内辘辘呈水泄，寒气腹胀腹雷鸣，连咳夜重吐痰液，阵发性咳吸气声（百日咳），麻疹咳嗽狗呛声，喉炎憋气声必吭，肺痈咳嗽胸憋痛，肺痿咳嗽必低声，肺火暴甚抬肩喘，喘扇鼻翼肺炎成，暴吸只因肺少气，汗珠如油喘主凶，肺音呼噜痰涎在，喘息气乱必啰声，支气管音如捻发,支气管病水泡声,笛音哮鸣气管紧,气管扩张音空洞,正常心音整齐清,太快哒哒奔马声,间歇不整心脏病,心门漏血汲水声。夜啼多是腹中疼,肠滚疙瘩哭是虫,阵叫急哭防肠堵,大便燥结[或]尿不通,啼而不哭因身痛,哭而不啼是受惊,啼哭颤嘎声痫欲,嗞间声哭烦躁生,鸭声喉哑气败险,直声不回气散凶,语短声低小便涩,转矢气者便欲通。

切　诊

切诊触按摸叩敲,头额发热要发热,手背发热是外感,食火手心热度高。小儿切脉腕部短,只可一指定三关,脉搏至比成人快,呼吸也快是必然,一息六至号和平,七至八至数脉称,四至五至为迟脉,至少虚寒热至增,七表八里九道理,主病皆与成人同,脉形都是一个样,只是至数稍有增。寒厥耳[1]骶[骨]四肢冷,热厥肢冷指尖烧,指尖独凉惊痫作,两耳独烧风热潮;手足厥冷中寒症,内热摸腹热腾腾,邪热囟突是脑胀,虚性颅囟有缝坑;虚性腹痛喜按软,按之硬痛实症停,腹胀膨膨是气胀,挠脐硬痛蛔积凝;左胁下硬防脾肿,右胁下硬肝脏疼(黄瘦痹痛肝积也,不痛是夹胁痞),阑尾痛在脐右下,干粪结肠左下疼;水肿按肌凹难复,气胀按肌不见坑,腰以下膀利小便,腰以上肿[宜汗]当散风;肚大露筋大肚痞,肚大身黄湿热承;骨节炎肿按之痛,风湿骨痛厉节风,湿痰流注酸沉痛,寒湿蓄瘀[血]夜间疼;痹证不痛肢节痛,中风瘫痪是不疼,木是[卫]气虚麻血少,膝肿胫细鹤膝风;小儿疝气称偏蛋,气入少腹痛起隆,寒疝中冷睾丸疼,睾丸炎症热痛红。

清音敲如空坛音,浊音拍拍水满瓮,浊音内有实物在,清音无物里空空。

笔记栏

诊断法,包括儿科望诊、闻诊、切诊的特点及概述。

1　耳:指耳尖。

四、急 惊 门

急 惊 概 说

四症

惊风古谓阴阳痫，风痰惊热四症缘。

八候

搐搦掣颤窜反引，加视共谓八候全。

急惊

急惊皆由郁热风，心火内蕴外挟风，火盛克金难平木，木能生火火生风，火若得风烟焰旺，暴烈难泄作急惊，急惊之症牙关紧，壮热窜视身反弓，搐搦涎潮唇颤动，脉搏急数浮大洪。

惊风与脑脊髓膜炎相鉴别

流行脑脊髓膜炎，脑膜炎双球菌染，头痛高烧脖子硬，发病很急是突然，呕吐多是喷射状，烦躁不安或胡言，严重抽风神昏睡，惊风脑炎不一般，惊风缘由内郁热，受惊之后受风寒，脑炎是外来染传，双球菌侵脑发炎。

还有其他脑膜炎，提睾敲腱试一番，巴宾斯基克氏征，确诊脊髓穿刺欢。

急 惊 治 法

内服治法

风热外感金衣抱，牛黄抱龙重热风，牛黄镇惊痰热盛，朱黄散治热惊风，特效药是千金散，昏迷牛黄安宫灵，内热不退紫雪用，太极丸兼便硬攻。

以上略举几样成药，医药公司有，或参看配本。

针灸

急惊针法可救急，印堂十宣涌泉居，牙紧颊车兼合谷，少商放血喉炎愈。

笔记栏

急惊门，记述了急惊的概说、治法、处方、针灸。笔者在原著中将本节“特效药是千金散”用红笔标出。本节“急惊针灸”治疗为笔者个人经验。

五、慢惊、慢脾门

慢惊、慢脾概说

慢惊妇人名阴痫，多因正虚邪在潜，治之失宜急惊变，克伐太过伤真元，有因吐泻鸣喘涎，眼开神缓睡露睛，惊跳搐搦乍发作，也有身热四肢蒸，口鼻气冷身肢冷，面色淡白或淡青，或者唇眉发青黯，脉象沉迟散缓形。

另有慢脾非惊风，多因吐泻症后成。

慢惊、慢脾治法

急惊治之失宜变为慢惊或童痨

屡清不愈变慢惊，暮热早凉童痨蒸，地骨丹皮生地草，石斛知母胆南星。

慢惊脾虚气亏风痰盛肢冷抽

和中散疗慢惊风，祛风化痰健脾生，六君子汤天麻细，姜枣薄荷与全虫。

吐泻后亡阳四肢凉，慢惊未脱水

慢惊之症实非惊，吐泻亡阳病后成，六君星麻木香枣，仓米蚕蝎姜附增。

惊泻

气弱受惊成惊泻，泻稠若胶带色青，益脾镇惊四君散，朱砂钩藤灯心冲。

慢脾

吐泻不止醒脾散，慢惊昏沉四君蚕，天麻全虫白附子，木香姜枣气怯安，倘若吐泻亏水痉，应采西法补水盐矿。

皮风效方

民间流传名皮风，受风发热即抽惊，搐搦眼翻非痫病，常犯七年两剂停，羌活天麻薄荷防风，僵蚕竺黄与钩藤，全蝎胆星姜竹沥(姜汁竹沥这两味冲服)，煎服微汗立见功。

> **笔记栏**
>
> 慢惊、慢脾门，记述了慢惊、慢脾的概说、治疗、处方、用药。笔者在原著中将本节“皮风效方”用红笔标出。本节“急惊治之失宜变为慢惊或童痨”治疗、“吐泻后亡阳四肢凉，慢惊未脱水”治疗、“惊泻”治疗为笔者个人经验。

六、吐 泻 门

吐 泻 治 法

呕吐

定呕饮夏藿木香，曲麦陈朴冲姜汤，脾弱参术薷滑暑，身热黄连冷炮姜。

膈痰呕吐

胸膈停痰作呕吐,枳桔茯苓咳嗽吐,半夏陈皮炙甘草,伏龙生姜水煎服。

虚寒呕吐

参砂和胃散虚寒,呕吐不止砂仁研,六君子汤藿香入,煨姜三片陈米煎。

伤食泻

乳食过伤泻酸浓,噫臭腹热胀硬疼,保安香附砂炙草,青陈炮姜莪术棱。

肠鸣久泻

助胃参苓白术甘,丁木藿香砂仁研,陈桂山药白肉蔻,肠鸣久泻脾虚寒。

内伤乳食泻

内伤乳食太和丸,陈苍枳壳曲麦山,羌芎甘草苏香附,生姜三片文火煎。

乳食伤脾泻

乳食伤脾泄泻成,二术苓甘泽泻通,山药扁豆陈肉果,木香砂仁煨姜中。

伤生冷寒泻

过食生冷中寒泻,面白肢冷痛肠鸣,理中诃子苓肉蔻,陈皮木香生姜冲。

成药

周氏回生、升降散、启脾丸。

伤暑的火泻

伤暑内热火泻症，泻黄烦渴小便红，玉露寒水石膏草，四苓灯心利水功。

泻冷沫

脐寒冷泻调中汤，人参白术煨木香，藿香茯苓香附米，砂仁炙草加煨姜。

湿泻

升阳除湿泻不停，苍术陈皮与防风，曲麦泽泻甜甘草，升麻羌活柴猪苓。

暑月水泻

暑月水泻脾湿成，小便赤涩溺不通，四苓木瓜通车前，灯心一子盐少冲。

风泻

风热作泻用升麻，猪泽柴风神曲加，湿盛苍陈姜枣草，寒盛肠鸣益智夏。

泄泻身热口饮凉的火泻

泄泻身热口饮凉，舌燥泻火止泻汤，车前麦芽二苓泻，白芍黄连枳壳尝。

寒湿泻久

寒湿在脾泄泻久，茯苓白芍苍白术，川椒茴香炙草朴，骨脂糯米面为糊。

烧针丸

水飞黄丹煅白矾，朱砂等份枣肉丸，豆大针挑灯焰烤，凉米泔服三四丸。

成药

风热暑湿[性泻]正胃丹，参苓白术久泻绵，至先锭治一般泄，红白痢疾香连丸。

止泻偏方

白米一两，蒸熟炒浅黄色，兑白矾二钱，共为细末，一岁以下每服二三分，量儿大小增减，白水下。

笔记栏

吐泻门，记述了吐泻的分类、治法、处方、用药。笔者在原著中将本节“泄泻身热口饮凉的火泻”“止泻偏方”用红笔标出。本节“膈痰呕吐”治疗、“伤食泻”治疗、“肠鸣久泻”治疗、“乳食伤脾泻”治疗、“伤生冷寒泻”治疗、“伤暑的火泻”治疗、“暑月水泻”治疗、“风泻”治疗、“寒湿泻久”治疗、“烧针丸”治疗为笔者个人经验。

七、诸积、浮肿、痢疾门

诸积、浮肿、痢疾治法

泻痢

下痢清热化滞汤，萸连白芍芩草姜，陈皮茯苓炒枳壳，后重槟香初硝黄。

浮肿

遍身浮肿湿气袭，平胃散和饮五皮，曲麦苍朴车前菔，砂木槟通泽泻齐。

单腹胀的血瘀、久不消

单胀数月治无功，归须桃仁元胡同，蜣螂虫楂山甲，宣治血络灵脂逢。

癖积

癖积俗名胁片积，抑肝扶脾[散]青陈皮，胡黄二连柴[龙]胆[白]芥[子]，四君姜枣焦楂曲。

痞积

痞满腹大净腑煎，柴芩半夏棱莪山，猪苓泽泻四君入，姜三枣二胡黄连。

积滞

鸡肜丸朴棱莪草，曲麦青陈术桔壳，内金肫皮翘香附，水法为丸米粒小。

五疳虫积

沉香、芦荟、胡黄连各三钱，醋炒五谷虫一两整干，蝉一个，君子肉、雷丸各五钱，山楂、君子壳各一两，煎汤兑神曲末糊为梧桐子大丸。

消积芦荟丸，治火疾内热病

胡黄连五钱、黄连一钱、曲楂、当归各五钱、枳壳二钱、茯苓五钱、甘草二钱、芦荟五钱、槟榔五钱、白术八钱、青黛二钱，共为末，猪胆汁糊丸，青黛为衣。

虚性诸积

虚性诸积肥儿散，儿童久病衰弱添，面黄肌瘦疲倦软，百方不效此方痊。

海螵蛸把硬皮去四两，羊肝切片火烘干三两，君子肉炒去里黑皮四两，为末，加朱砂二两，共细研。患儿日服二三次，每服五分至一钱。

倘若乍服有点泻，勿怕继服自然安，营养不良千般患，安心服用体健欢，肝脾肿硬加鳖甲，加蜗牛壳[焙黄]治眼疳，软骨加入鸡蛋壳[焙黄]，肚腹胀大菔子[炒]添。

实性诸积

食水不调消化难，消化系统复值丹。牛黄三分曲麦二[钱]，青陈苍朴夏术[各一]钱，茯苓白术二钱用，老米红曲二钱研，豆霜二分油去净，共为细末合成研，早晨一厘空腹服，常服百病自消然。

诸疳成药

诸疳消疳保童丸，口臭龈烂芦荟丸，外用巴豆人言蔻，或服成药犀黄丸。

笔记栏

诸积、浮肿、痢疾门，笔者在原著中将本节“虚性诸积”“实性诸积”用红笔标出。本节“单腹胀的血瘀、久不消”治疗、“五疳虫积”治疗为笔者个人经验。

八、咳嗽、喘门

咳嗽、喘治法

火喘

火喘肺热谓肺炎，吭息鼻扇呼噜痰，麻杏石甘羚羊角，烧枣细茶一同煎，冲服朱[砂牛]黄寸金末，或加[川]贝[竹]沥为消痰，便干可加胆星蜜，虚加沙参[麦]冬[口]渴咽[痛]。

感冒或麻疹之后，转成肺炎

感冒麻疹肺炎生，气喘声嘶鼻翼动，甘桔知贝芩桑薄，喘热地骨膏冬羚。

喘嗽发热曾用清表药，热仍不退

发热喘嗽薄荷贝，桑叶沙参牛蒡翘，栀皮姜皮天花粉，颧红烦渴膏竹叶。

感冒风寒咳嗽

用金沸草散。（方见妇科产后咳嗽门）

咳嗽即吐

方见小儿科膈痰呕吐方。

百日咳

（一）

千金苇茎汤。（方见喘嗽门）

（二）

射干麻黄汤。（方见《金匮要略》）

（三）

胆星五分，细辛五分，浮石、杏仁、川贝、石膏各一钱，前胡、天虫、蝉蜕各二钱，为细末，每服一分（一岁量），二小时服一次。

瘟病初起咳嗽喘息鼻翼扇动

瘟初咳嗽喘鼻风，薄荷沙参翘蒡通，二母花粉桑枳桔，苏子山栀草橘红。

虚寒久嗽

人参冬花紫菀茸，桑贝苏叶马兜铃，槟榔木香桔梗杏，虚寒久嗽姜服灵。

成药

解肌宁嗽丸感风寒，一捻金治食水干，五粒回春疹初表，二母宁嗽降气化痰。

笔记栏

咳嗽、喘门，笔者在原著中将本节“火喘”“感冒或麻疹之后，转成肺炎”用红笔标出。本节“瘟病初起咳嗽喘息鼻翼扇动”治疗、“虚寒久嗽”治疗为笔者个人经验。

九、发　热　门

小儿发热概说

小儿古称纯阳体，易患发热俗名烧，虽分表里虚实证，烧必脉数体温高，浮数表热沉数里，实脉有力虚脉弱，脉搏越快热越盛，体温越高热越高，应当注意阳厥证，四肢厥冷指尖温，阳证似阴先作冷，冷甚寒战后必烧，表证发热手背热，伤食发热手心烧，阴虚之烧暮夜甚，骨蒸盗汗是童痨，按时作烧是阳疟，肚皮扪烫是内烧，实热干渴烦躁扰，溺赤便硬拒按摸，发热腹硬实物宿，局部按痛肿炎烧，瘟毒瘟病发热证，发热而渴不恶寒，另有其他传染病，发热表现不一般，确诊必将细菌验，传染途径传染源，发热之症难论尽，辩证唯物详细研。

小儿发热治法

时行感冒发热

一切时行感冒热，人参败毒汤有效，人参败毒茯苓草，枳桔柴前羌独芎，薄荷少许姜三片，时行感冒有奇功。

感冒咳嗽发热

参苏饮内用陈皮，枳壳前胡半夏宜，干葛木香甘桔茯，内伤外感此方施，参前若去芎柴入，饮号芎苏治无错。

温病发热但咳

银翘散、桑菊饮。（方见温病门）

大热烦渴大汗出

白虎汤、竹叶石膏汤。（方见汤头歌）

一切皮肤风毒烧

消风散、防风通圣汤。（方见汤头歌）

表里兼热发热

表里兼症发热烧，大连翘饮瞿麦翘，栀牛车滑柴芩草，通风蝉归芥穗赤芍。

一切内热发热

黄连解毒汤（或作蜜丸改名小黄连丸）。（方见汤头歌）

变蒸兼感冒发热

变蒸感冒惺惺散，四君薄细[花]粉桔芍。

按时作烧日久诸药不效名阳疟

青皮饮用青朴柴，芩夏陈苓白术协，再加草果姜煎服，热多阳疟此方偕。

夜烧无汗

暮夜发热自阴来，青蒿鳖甲汤可开，知母丹皮细生地，热退无汗汗出来。

实热内宿

牛黄丸：大黄三钱，二丑各三钱半，胆南星一钱，半夏、枳实各一钱，牙皂同六分，为末蜜丸二分重，周交一丸量体增，三岁二丸姜汤送，矿水送服可追虫。

成药

牛黄化毒散、紫雪膏(散)、牛黄清心丸、百寿丹、牛黄安宫丸(散)、太极丸、五福化毒丹。

> **笔记栏**
>
> 发热门,本节记载处方多为中医古籍原方。笔者在原著中将本节“牛黄丸”用红笔标出。

十、儿科其他杂症门

儿科杂症治法

胎寒

小儿生下遍身凉,赤芍龙骨桂心当,蜜炙黄芪黄芩细[辛],为末乳[汁]调日三尝。

胎黄

小儿生下浑身黄,猪泽茵陈四物汤,甘草赤苓天花粉,水煎母服儿少尝。

脐风撮口

脐风撮口有效方,朱砂冰片牛胆[牛]黄(或脐风散),麝[香]蚕为末蜜水下,马牙挑破[搽]薄墨汤。

腹痛的夜啼

夜啼若因腹中疼,蝉蜕只用下半截,白芍甘草朱砂末,薄荷煎汤酒少滴。

气虚心热的夜啼

体虚心热夜啼哭，参连[生]姜草竹叶朱。

咽痛口疮

咽喉舌口热毒疮，冰硼朱黛黄柏虻，牛黄雄黄共为末，每用少许抹口腔，内服导赤散[生]地[木]通，草梢竹叶煎饮汤。

重舌

重舌舌下生小舌，芷甘军翘归尾喝，舌下紫脉刺出血，竹沥蒲黄抹在舌。

木舌弄舌

泻黄[散]甘草与防风，石膏栀子藿香冲，炒香蜜酒调和服，胃热口疮俱见功。

走马牙疳

走马牙疳阳明患，清胃升麻[汤]芎芍半，防连葛甘术膏芷，含漱减去白术半。

上症上药：立效散治走马疳，柏黛五倍枯白矾，为末米泔先漱口，然后末药口内掺。

上症又方上药：尿碱火煅，冰片、麝香研，雄黄连柿蒂烧存性，上之痊。

丹毒赤游风

犀角消毒饮犀角，牛子芥穗防芩草，水煎一剂不时服，无犀升麻代犀角。

上症外上药：外上蚯蚓粪三成，一成皮硝水调浓，厚敷患处干再敷，立消丹毒赤游风。

咽喉肿痛喉痹 乳蛾 缠喉风 又名扁桃体炎

喉痹乳蛾缠喉风，苏危汤用甘桔升，荆防豆根竹元蒡，硼砂噙化消肿疼。

雀盲

苍术羊肝砂锅煎，先熏后再连汤食。

耳肿疼

升阳散火汤(方见火郁门)加黄柏知母，或服成药栀子金花丸。
上症外上药：蚯蚓腹中泥晒干为细末，猪胆汁调稀上之。

耳脓或臭水

耳内肿溃流臭脓，油煎连柏芷地生，去渣加冰[片]滴耳内，臭水枯矾入耳中。

头疮

头疮痒痛流脓水，松香苦参军床子，水银芩连矾明粉，为末调膏用猪脂[上之]。

夏起脓窠

夏起脓窠蝼蛄疖，连柏陈皮谷麦芽，参术麦味升麻葛，荷叶神曲丸兼泛。

胎毒恋眉秃疮

内服药：胎毒恋眉与秃疮，宜服元参清首汤，蒺藜蔓荆芩夏草，芷柏豆根紫草方。

外用药

(一)
马钱子五十个，用香油二两炸焦，去马钱子，研入轻粉三钱、红粉五分，调均上之。
(二)
老蒜，用砂锅炒成炭，为细末，用好胡麻油调上之。

颜面生疮

用好绿豆做的团粉,炒焦成坨,凉后研细末,香油上调之。

脐疮

用煅龙骨一两、枯矾一两,共为细末上之。

虫积

使君子二钱、槟榔一钱,煎汤食远服之。

或用君子仁一钱、槟榔二钱、雄黄五钱为末,苦楝皮煎汤送下,量儿大小斟酌量服。

小儿吐蛔

口鼻出蛔大不堪,苓夏陈草楝皮煎。

阴肿疝气

(一)

寒气阴肿五倍炒为末,酒调服后见汗痛即消。

(二)

因热偏坠槐子炒,加盐少许黄酒调服之。

(另外参考疝气门方剂择用之。)

脱肛

气虚重用升麻补中益气汤。(方见汤头歌)

肠滑久泄断下汤。(方见滑泄)

脱下不收葱汤熏洗,或以五倍子汤洗五倍末上。

遗尿

益智桑螵各七枚,盐炒为末酒糊小米粒大,每日二次空腹服,炒熟白果七个水送下去。

破骨脂炒为末,每服一钱,开水下。

六味地黄加骨脂、人参、肉桂、益智仁,煎汤服之。

睡中遗尿不觉

官桂末、雄鸡肝各等份捣为丸，小豆大，温水送下，每服一钱日进三服。

便浊

小儿便浊尿如泔，澄清饮芍苓术连，山楂泽泻青皮草，空腹时服用水煎。

吐衄血

山栀柏枝芩连炒，藕节茅根一同熬。

大便干不通

常服熟军蜜调末，或用导法把肠灌。

肿满

肿满可用五皮饮，随症加减是为珍。（方见水肿）

虚汗

用人参一钱、当归一钱、猪心一片，水煎服。

盗汗

生地、牡蛎、黄芪，煎服。

解颅

小儿解颅八珍汤服，有热酒连黄芩入，外部可敷白及末，再以绷带固定住。

髓海不足六味地黄丸，减去泽泻参茸添。

鹤节

鹤节也把六味吃，加入鹿茸归牛膝。

行迟

行迟腿软鸡蛋皮，炒黄为末拌饭吃，或用六味煎汤送，再加膝茸五加皮。

诸迟

诸迟常用方剂：六味丸、八味丸、补中益气汤等。

龟胸

龟胸俗语为鸡胸，龟胸丸用大黄木通，天冬百合葶桑杏，枳壳石膏蜜丸成。

口流涎水

口流涎水名滞颐，丁木香半青陈皮，白术炮姜为细末，姜汁糊丸早晚吃。

寸白虫

榴皮、槟榔各四钱，川军、元参、君子肉各二钱，甘草一钱，共为细末，大人每服三钱，小儿酌减，空心白水下。

煅水银二分、枣肉一个，共捣如条状，放入肛门内。

笔记栏

小儿其他杂症门，本节“胎寒”治疗、“胎黄”治疗、“脐风撮口”治疗、“腹痛的夜啼”治疗、“气虚心热的夜啼”治疗、“咽痛口疮”治疗、“木舌弄舌”治疗、“走马牙疳”外上药、“丹毒赤游风”外上药、“喉痹”治疗、“雀盲”治疗、“耳肿疼”外伤药、“耳脓或臭水”治疗、“头疮”治疗、“夏起脓窠”治疗、“胎毒恋眉秃疮”外用药、“颜面生疮”外上药、“脐疮”外上药、“虫积”治疗、“小儿吐蛔”治疗、“阴肿疝气”治疗、“遗尿”治疗、“睡中遗尿不觉”治疗、“吐衄血”治疗、“大便干不通”治疗、“虚汗”治疗、“盗汗”治疗、“鹤节”药物加减治疗、“行迟”治疗、“口流涎水”治疗、“寸白虫”治疗为笔者个人经验。

第六章

外科病症

一、外科概说

外科说概要，来因从两方，一是因毒起，一是因外伤。外因跌打损，骨折算硬伤，肌肉血管破，出血叫红伤，何谓破伤风，破后毒风干，破伤风杆菌，侵入血液间，症状抽风现，角弓反半圈，破处污物感，发炎必成疮，伤内死血蓄，瘀久变溃疡，身若起疙瘩，破了都叫疮，是疮俱因毒，有阴也有阳，阳证红痛肿，阴证慢肿凉，阳疮容易溃，阴疮日延长，患者体强弱，疮情不一样，实疮多疼痛，虚疮多痒痒，体壮疮易敛，虚弱肌不长，疮分很多类，型现不一样，有的流黄水，有流败血浆，有的出脓血，有出稀泔汤，有的绿脓臭，有黑死肉样，瘤有全是血，也有似脂肪，也有如渣粉，也有是稀汤，宜针管吸看，是否属哪样，良性瘤规律，恶性癌枝芒，瘰疬结核症，淋巴腺上长，颈腋鼠蹊等，颈溃俗鼠疮，瘰疬无痛感，腺炎热痛胀，淋巴结节炎，突然起瘰样，上石疽又名失荣症，也生脖子上，不在淋巴腺，不痛硬如石凉，疮绕颈项起，名为环项疮，脑后项多小疽，发炎在毛中，绕耳前后肿，肝经郁火扬，痈疽不一样，痈是高起肿，疽肿慢顶光，对口脑后疽，溃后蜂窝样，偏对口脑后发，俗名砍头疮，俗称贴骨烙，就是附骨疽，褥疮在环跳，臀痈臀肿生，中痈肾中肿，悬痈会阴生，再说患毒疔，依位色得名，生在指趾尖，名蛇探头疔，生在甲旁边，又叫蛇眼疔，口角生锁口，眉心疔合谷疔等，毒疔硬黄疱，白疱叫水疔，黑紫疔毒恶，红线向外冲，防线入胸腹，毒气把心攻，红线刺出血，知痛毒还轻，最怕麻木痒，刺无痛者凶，便毒厥阴经，古名跨马痈，位在少腹右，梅毒下疳硬核化脓，鱼口少腹左，总因梅毒生，下疳玉茎生，创伤或姤精，还有杨梅疮，古有历疮名，果子疮棉花疮，天疱疮北方称，名症虽有异，螺旋菌造成，疥癣是两种，古云皆有虫，风热湿毒客，侵肤肌上层，毒蚀浅为疥，侵深久癣成，若专侵皮表，疥癣痒起层，若侵淋巴液，黄水疮兼疼，侵深到肌肉，脓色疥癣疼，梅毒脓色疥，脏疥是俗称，其他各疥癣，依型得其名，癣有苔圈隐，风湿癣疱脓，疥癣牛皮癣，桃花癣春兴，秃疮起斑点，渐起白屑层，脱皮痒似癣，发落疮孔脓，微痒不觉痛，秃疮是有虫，癜风分两样，紫癜白癜风，因燥醉饱后，有汗遇凉风，初起如云片，渐渐广布增，汗斑皮下隐，痱子因热蒸，周腰起白疱，俗名围腰龙，臁疮三里下，旁灌阴交行，下注能至脚，肿痛烂疮脓，血风疮红点，夜间痒不疼，丹毒赤游风，初起一片红，渐渐往外扩，大片皮红疼，痣是小黑点，俗名污子称，抓破皮肤染，伤手疮是名，又叫黄水疮，多痒少见疼，皮肤过敏症，荨麻疹今称，昔时称痦瘤，鬼饭是俗名，烫伤分两种，干湿二因成，湿因油汤水，干由烙烧红，临床看程度，轻重要认清，一度是伤肤，二度伤肉外层，三度肌肉骨，急治莫稍停。

正骨概说

骨骼系统要学详，二百零六[块]是正常，周身各骸块挨块，骨形结交对缝生，扭环错骨临床际，摸考自骨作参详，摘环扭筋脱臼拧，细查歪向哪一旁，肉厚肿起摸不见，亦可照片 X 线光，歪扭轻者捻揉法，对节合环光抻长，对正骨位推上去，贴膏竹逼固定绑。

骨折概说

整治骨折先止痛，对茬贴膏再固定，内服镇痛抗炎剂，舒筋活血少活动。

红伤概说

红伤防止多出血，伤口消毒防化脓，止血钳子止血带，急救[用]绷带按时松，表层血管破射血，棉球烧红按上绷。

外科治法

止痛舒筋接骨方

香鳖虫（又名九香虫、臭板子），焙黄，自然铜醋制七次，乳香、红花、血竭、没药、甜瓜子(又名香瓜子)各三钱,当归、刘寄奴各五钱,骨碎补四钱,共为细末,每服二至三钱,黄酒下。外敷烧酒调上。

硬伤膏法

用以上原方加土鳖虫、马钱子各三钱,按一丹二油法熬至滴水成珠,贴之。

接骨膏方(软膏)

旱公牛角(锉成细末)一个,榆树白裹皮、杨树叶、黄米末菽子末亦可。以上三种不拘多少,花椒七粒,共为细末筛过,用陈醋熬热调,膏水糊,摊贴患处捆住,时闻骨内响声自接上。此方不但治人,如牛马跌伤及树枝被风刮折,贴此膏也能接上。

刀伤药止血,不溃易愈

陈石灰、未出窝的小老鼠(又名小耗子),共捣一处,贴南墙上阴干,为末上之,止痛、止血、不溃。

石灰、韭菜共捣成饼,制法从上,治症同上。

回生第一丹

活土鳖虫(去足,瓦上焙黄,净末)五钱,自然铜(醋炙九次)三钱,乳香二钱,朱砂二钱,血竭二钱,巴豆(去净,曲煨)二钱,麝香三分,共为细末,瓶盛密封勿令泄气。大人每服一分五,小二量服,酒下或酒水下,治跌、压、打、刀、锐、伤、割喉、吊死、溺水死、惊死,但身软者打开一齿灌下即活(已僵直身凉心脏停止者不治)。

硬伤膏药(硬膏)

当归、白芷各二两,白及、白蔹、赤芍、乌药、官桂、木鳖肉各八钱,续断、木瓜各一两,川乌、草乌、大黄各六钱,苦参、皂角各五钱,乳香、没药各四钱,三七五钱,麝香五分。以上四味另研后入,桑、枣、槐、桃、柳枝各四钱,香油四斤,樟丹二斤,熬互滴成珠,贴之。

硬伤成药（另有配本）

七厘散、九厘散、八厘散、铁扇散、黎洞丸、五虎丹、铁打丸、三黄宝腊丸。

损伤积血内服治疗

复原活血汤柴胡，花粉当归山甲舒，桃仁红花大黄草，损伤瘀血酒煎除。

破伤风内服治疗

防风汤治破伤风，羌独藁本归芍芎，细辛地榆甜甘草，自汗白术减二活芎。

玉珍散：生南星八钱、防风五钱，为末，每服二至三钱。

笔记栏

外科概说，笔者在原著中将本节“刀药伤止血，不溃易愈”“回生第一丹”“损伤积血内服治疗”用红笔标出。本节“止痛舒筋接骨方”“硬伤膏法”“接骨膏方”“硬伤膏药”为笔者个人经验。

二、阳性痈疽门

阳性痈疽治法

痈疽初起

仙方活命金银花，防芷归陈草节加，贝母花粉兼乳没，穿山皂刺酒煎佳，一切痈毒能溃散，溃后勿服用不差，便秘大黄可加入，或将木鳖蚕萎加。

千金消毒散银翘，天花牡蛎归赤芍，硝黄芩麻防皂刺，酒水各半煎服消。

护膜蜡矾丸：黄蜡一两、枯矾一两、乳香、没药各一钱、雄黄二钱，共为末，溶蜡为丸桐子大，朱衣，每服五十丸，蜜水送下。

抽疙瘩方：木鳖子七个(去皮)、大枫子三个(去皮)、大黄四钱、芒硝三钱，共捣碎，水煎，服之。(芒硝、大黄，量人虚实加减用之。)

痈疽气虚起慢

神授卫生汤。(方见《医宗金鉴》)

热盛肿痛不溃

散肿溃坚栀柏连，知母麻黄豆豉全，姜枣细茶煎热服，表里三焦热盛宣。

铁箍散：皂角、大黄等份共为醋调，糊疽四周，留顶自破。

代针散(又名咬头丸)：铜绿、松香、乳香、没药、杏仁、木鳖、蓖麻子(去皮)各一钱，巴豆二钱(不去油)，人言一分，共捣如膏为小丸，绿豆大，放疮顶，以膏药盖之即破。

药捻子：用红粉为末，棉纸捻之插入疮疽内。

糊疙瘩方：赤小豆为末，醋调上之，糊痄腮用亦可。

溃后治法

溃疡虚痛

托里定痛四物煎，乳香没药桂心添，再加蜜制芪米壳，溃疡虚痛去红拈。

虚疡方：八珍汤、十全大补、补中益气等方加减用之。

破后久不生肌，大生黄芪四两，水煎服，每日一剂，数日愈。

初破毒未尽治法

银花二两、连翘五钱、浙贝三钱、黄柏二钱、赤芍三钱、甘草二钱，水煎服之。

珍珠散方：煅石膏四两，轻粉五钱，煅龙骨一两，珍珠、冰片各一钱，共为极细末上之。

八珍玉红膏：黄连、白蔹各八钱，槐枝二尺，香油半斤，入锅内浸好，煎至欲焦时取出，入黄蜡四两，煎均，俟半凉时，后入轻粉八钱，冰片八钱，银珠一两，珍珠七颗。共研细末，入内，挠均瓷瓶装，宁勿令泄气听用。此药上痈毒诸疮，已溃未溃均效。

拔毒膏：银花二两，白芷一两，当归四钱，川乌、草乌、大枫子、赤芍、白芍、川芎、虎骨各五钱，桑、柳、榆、槐、杏、枝各五钱，香油三斤，黄丹十八两，共熬成膏。

生肌膏：炉甘石二两，甘草（水飞为极细末），密陀僧一钱半，为细末共合一处，用生猪板油生捻研成软膏，摊油纸上贴之，如疮痈烂，肉已尽成坑，不长肉。上此膏上肉最快，比其他药效率都高。

八宝生肌散：乳香、没药、血竭、赤石脂、海蛸、樟丹、龙骨各一两，珍珠一钱，象牙、冰片、轻粉各三钱，共为细末上之。

醒消丸：治疔疮、恶毒、大热痈疽肿痛未成脓时服之立消痛止（孕妇忌服），此药也有成药，医药公司有。方用：乳香、没药各一两，麝香三分不宜多用，雄黄五钱，共为细末，黄米饭一两，和捣为丸，如粟米大晒干（忌火烘），每服三钱，陈酒下，盖被取汗，睡觉醒后即见消，每日晚服。

梅花点舌丹：乳香、没药、硼砂、雄黄、熊胆、血竭、葶苈、沉香、冰片，以上各一钱，麝香、朱砂、牛黄各二钱，破大珍珠三钱。以上共为细末，另用真虫、蟾酥二钱以人乳化开捣和均，作五百丸，如绿豆大，金箔为衣，阴干，用蜡封好，勿令泄气，每用一丸入葱叶内打碎或嚼烂，酒送下，盖被出汗后三个时辰，毒消而愈；外用：研末上之亦可。

蛇头疔：猪胆一个，入蜈蚣一条，冰片五分，研末入胆内套指上。鸡蛋一个去黄留清，装入蜈蚣一条，研入蛋内套之。

紫金锭：毛慈菇、文蛤各七两，大戟五钱，雄黄一两，麝香七钱，朱砂二两，蟾酥二两，共为末，糯米糊为锭，醋研上之。

笔记栏

阳性痈疽门，笔者在原著中将本节“八珍玉红膏”“生肌膏”“醒消丸”“梅花点舌丹”用红笔标出。本节“抽疙瘩方”“药捻子”“糊疙瘩方”“初破毒未尽治法”为笔者个人经验。

三、阴性痈疽门

阴性痈疽治法

犀黄丸

乳香、没药各一两，牛黄、麝香各三分，共为细末，取黄米饭一两，捣烂和药，末为丸，如粟米大，晒干（忌火烘），每服三钱，陈酒下。临睡时服，下身者空腹服，治一切阴疽或溃烂日久不愈及石疽、失荣症、瘰疬、乳岩、横痃、肺痈、小肠痈。

阳和解凝膏

新鲜大力子（又名牛蒡子）茎叶全用三斤，鲜白凤仙（又名指甲草）花梗四两，用麻油十斤将二味熬枯去渣，次日以附子、桂枝、大黄、当归、官桂、川乌、草乌、地龙、僵蚕、赤芍、白芷、白及、白蔹各二两，川芎四两，续断、防风、荆芥、五灵脂、木香、香橼、陈皮各一两，共入油熬枯去渣滤净，过夜油冷秤过每油一斤，加炒透黄丹七两，搅匀，文火慢熬至滴水成珠，越老越好，将油锅放冷处，取过制过的乳香、没药末各二两，苏合油四两，麝香末一两，入膏内搅匀，半日后摊贴应用。此膏贴一切阴疽、恶核、瘰疬、石疽、冻疮等。（麝香，用时撒在膏药上贴亦可）

阳和汤

鹿角胶三钱，熟地一两，肉桂、甘草各一钱，炮姜、麻黄各五分，水煎服后再饮好酒数杯，后体虚甚者炮姜、肉桂可加一二倍，或加附子更炒。（此方简记法：鹿肉炒熟，黄酒甜。）

笔记栏

阴性痈疽门，笔者在原著中将本节“犀黄丸”“阳和解凝膏”用红笔标出。本节“阳和汤”治疗药物加减为笔者个人经验。

四、外科其他疾病门

附骨疽

治法内服阳和汤，外用白芥子末，酒调敷之，或以大戟、甘遂为末用蜜调上之。

瘰疬

肝经郁热瘰疬生，开郁散郁金术苓，归芍香附柴芥子，夏枯炙草全蝎虫。

马刀挟缨消坚汤，归芍粉翘柴公英，炙草桔梗蝎牛子，日久不破附子增。

猫头鹰一只，用黄土泥糊上煨熟后去泥，烘干为末，每服一钱，酒下或水下。

破后外上方，老猫头骨火煅为末，香油调上之。

猫爪草二两，水煎服日服一剂。

瘰疬马刀鼠疮破后疮内烂肉不退，脓水不尽，年久不愈，好些坏些，不长肉不收口的治法经验效方，有以下两方

去腐法：白豆腐（砂锅炒成存性深黄色，为末）二钱、黄豆末四钱、水银五分、人言三分五，共为末，香油调上，几日觉痛时起去。

再贴膏药方例于下。

膏药方：香油半斤、定粉二两、头发四钱、黄丹四两，先将香油熬滚，再入头发煎枯黑去渣，离火入黄丹，再入定粉成膏，摊贴患处。（十八日愈）

瘰疬溃后久不收口方

益气养荣治瘰疬，溃久不敛参术芪，地芍归芎陈柴草，桔梗香附贝骨皮，水煎服之。

臁疮

湿热性臁疮：当归拈痛羌防升，猪泽茵陈芩葛朋，二术苦参知母草，疮疡湿热服皆应。

加味二妙散：焦苍术一两、川黄柏一两、白芷三钱，共为末，每服二钱，或敷亦可。

连翘败毒汤：连翘败毒荆芥风，连翘银花芩柏通，土贝赤芍生军用，甘草灯心配次生。

大败毒汤：生地三钱、蚕二钱、芪三钱、草二钱、芎三钱、防三钱、翘三钱、车前三钱、通三钱、元二钱、银三钱、蜕二钱、陈三钱、军四钱，入，蜈蚣一钱、全虫一钱，老酒添。

外敷效方：雄黄二两、硫黄四两，为末，香油调膏上之。

又方：樟脑、硫黄、古月、轻粉各三钱，共为末，用萝卜一个挠烂，把药掺入，先用针刺破患处出血，将药敷上，七至十二日愈。

梅毒

杨梅结毒：加味遗粮汤木瓜，防薏芎归术银花，灵仙甘草鲜皮皂，人参一味气虚加。

大疮：红粉三钱，装入去核红枣内，炉边炕至枣干呈存性，轻粉二钱，槐花二钱，黑豆二钱，共为细末，枣肉为丸桐子大，分为三四服，淡盐汤送下。如有牙痛时用薄荷煎汤代茶饮之。

创疳：炒黑铅末，上之。

臊疳方：土苓、银、归、芍、地、苍、青黛、栀、甘，煎服。

疥疮

当归饮子脓疥久，痒是血燥不能除，荆防首乌合四物，黄芪蒺藜风自疏。

疥外涂药：雄黄三钱、硫黄五钱、桃仁七个、杏仁七个、巴豆七个、水银一钱、核桃(去皮)三个、大枫子(去皮)七个、红枣(去核)三个，共捣如泥，用猪板油熔化调膏，绢布包好，晚上在暖屋里用干草或干秫稽火烤化油，由绢包浸处一层涂一次频频涂之，涂后盖被睡觉即愈。

疥外上药：槟榔、木通、花椒各一两，炒黑为末，硫黄一两五钱，熔化掺入一处，待凉后共为极细末，香油调敷，湿挤上干末亦可。

癞疮

密陀僧，不拘数，研细用萝卜切开用断面蘸陀僧末涂患处。

湿疹

郁金、炙白及、白蔹、白芷、大黄、黄柏各四钱，生绿豆粉二两，共为细末，用凉水调敷患处如铜钱厚，一日一换。

诸癣疮治法

癣疮：癣疮多痒肿痛兼，散风苦参汤服煎，防独芩柏枳军苦，元参栀子菊花连。

牛皮癣上药：葱白七寸、紫皮蒜十瓣、白矿五钱、冰片五分、蓖麻子仁五钱，共捣如泥，外敷患处。

金钱癣上药：硫黄、轻粉各等份，为细末，华士林油调膏上之。

顽癣上药：斑蝥八钱、轻粉一钱、雄黄三钱、冰片一钱，共为末，用好烧酒浸泡过一夜后，用净毛笔蘸酒抹患处，如起疱出黄水，以脱脂棉夹药布护之，拭之。

诸癣上药油：木鳖子捣碎、白及捣各一两，香油四两，将前二味熬黑焦去渣，再用人言、轻粉各二钱，研细末入油内，挠均抹之。

又诸癣上药方：诸癣先用糖精一包，开水融化，洗癣疮面，候干再用轻粉五钱，红粉一钱，雄黄三钱，硫黄二钱，大黄五钱，白芷三钱，桑白皮、白鲜皮、陈皮、白槿皮各二钱，红蒜皮二钱，干青核桃外皮八钱，苦参五钱，芥子末三钱，木鳖子皮五钱，巴豆皮三钱，马钱子(煨)五钱，石榴皮一两，共为细末，老醋调如糊，摊油纸上贴之，每日洗一次，换药一次。

黄水疮

升麻消毒祛风湿，归芍银花翘蒡栀，羌芷红花防草桔，黄水浸淫服渐失。

黄水疮上药：香油煎白矾，完全煎至矾枯透，倒在新砖上候凉，再入红煤火炉内，烧至完全呈如红煤一样色后取出，放碗内候凉，秤每一两入铜绿五分，如痒甚者铜绿可加至二钱，否则不可加，多则痛，再入冰片一钱，共为

细末上之。如不流水的痒疮可用香油调上之。(此方最有效)

黄水疮外上药

粉黄散方:煅蛤粉一两、煅石膏五钱、轻粉四钱、黄柏末五钱、红粉五分,共为细末。夏天用香油调稠如硬疙瘩,然后用无根水滴入稀和(如释芝麻酱的做法),释至如糊状时上之,冬天只用香油调上之。(此药上药不疼,效果很好。)

一扫光方:松香一两、铜绿三钱、枯矾一两、樟丹一两、定粉一两、冰片三钱,共为细末,香油调上之。

霖膏散方:紫苏叶、薄荷叶、焦苍术、生杏仁各一两,白芷、轻粉、红粉各三钱,共为细末,花椒油调上之。

灵益散方:用上方加黄柏、荆芥各三钱,苦参一两,铜绿一钱,共为细末,即是灵益散方,亦用花椒油调上之。

瘔瘟(又名荨麻疹 鬼饭疙瘩)

秦艽牛蒡风留肤,瘔瘟生如麻痘形,枳壳麻黄犀角蒡,黄芩风草元参升。

荆[芥]麻黄栀赤芍翘,川归芩薄煅石膏,防风蝉蚕元参草,瘔瘟瘙痒服之消。

外涂药:麻黄四两,用烧酒热开,渍绢包涂之,涂后盖被汗;烧酒热开,渍碱末频频涂之。

血风疮

血风疮吃药:地黄饮治血风疮,痒盛难眠血燥伤,首乌丹皮生熟地,元参归蒺草红僵。

外涂药:防风二两,热酒渍绢包涂之。

绣球风

洗药方:阴中瘙痒抓破湿,杏仁苦参猪胆汁,荆芥防风细辛艾,煎汤熏洗症消失。

地肤子二两、蛇床子二两、苦参二钱、白矾三分、苍术三钱、黄柏三钱,水煎先熏后洗,洗后必有水出,上以粉黄散上干末。(方见黄水疮)

肾中起窠子瘙痒吃药方：土苓、参、术、苓、薏、银花、车前，水煎服之。(也属绣球风类)

面游风

黄连消毒芪草参，羌活二防连柏芩，苏木藁本归地母，桔梗连翘泽泻陈。

面疽

脸旁鼻外生疽发，护颜汤用金银花，当归生地芩夏芷，石膏元参悬蒌瓜。

头面生疮

头面上疮降火方，二两银花一两当，公英桔梗三钱戥，芎草五钱一芩黄连。

环项疮

释项饮治颈项疮，甘桔花粉山豆根，芎芷二冬苏柴葛，银翘公英苦地丁。

耳四旁肿痛

耳后上下左右肿，护耳散毒汤归芎，公英甘桔银冬夏，紫黑色者参芪用。

面生薄皮疮

面生薄皮疮流黄水：好绿豆淀粉，炒糊如矿坨样，为末，香油调之。

秃疮

上药：治钱癣蔓延成片，落发脱屑用藜芦、枯矾、文蛤、苦参各等份为细末，先用鲜姜水洗，患处洗净后用香油调上之。

中耳炎

中耳炎油：治耳底流脓臭水，肿痛，久不愈，核桃油一两、冰片二钱、麝香二分,研细兑油内,滴入耳内。

面痣

点痞子方:石灰一斤、碱五两,熬如晶时入烧酒二两五,糯米末五分,共合一处如泥点之。

烫伤效方

烫伤吃药:四顺清凉饮治烫伤,赤芍连翘羌活防,归栀大黄灯心草,热毒入里紧煎尝。

外用药方:黄连二钱、黄柏三钱、地榆炭五钱、冰片五分,共为细末,凡士林油调膏上之,或香油调亦可。

烫火散:生石膏、地丁、寒水石、生大黄、儿茶各等份为末,香油调上。

刘寄奴、生地榆、生大黄各等份为末,香油调上之。

鸡骨,焙成灰状研末,香油调上之。

苦参,研末香油调上之。

猫油上之,或鸡油上之。

黄柏、枯芩、大黄各一两,栀子皮三钱,绿豆皮二两,为末,油调上之。

米壳一两、川占二两、轻粉五钱、香油八两,先将香油入锅内,熬米壳焦黑后滤去渣,入川占,溶化后候凉,入轻粉末搅匀上之。

白、紫癜风

白癜紫癜粉刺渣,荆防芷蒡薄升麻,首乌灵仙胡麻子,芩连归芎芍菊花,蒺藜苦参蔓荆子,米糊为丸白水下,每服三钱或调引,冬用酒送夏用茶,且末心急宜久服,渐渐癜消肤变佳。

外用药:雌黄、雄黄、硫磺,白矾、人言,姜汁拌均包绢间,未涂之前浴出汗,涂后良久洗一遍。

外用药方并治汗斑:白附子、雄黄、密陀僧各等份,共为细末,姜汁茄蒂蘸药涂之。

瘊子

先用碘酒消毒后割掉，用鸦胆子末按上即愈。

冻疮

新旧冻疮以山楂，去核用火烧熟，捣烂敷之。

甘草、甘遂各等份，共为细末，蜜调膏敷之。

脚鸡眼

用针灸徐徐扎鸡眼顶部，慢慢刺入，过基底后强刺数下，出疹后数日自脱落。

甲状腺肿（粗脖子）

粗脖子、气促、憋气心悸动：昆布、海藻、元参各二两，桔梗三钱，芎二钱，青、陈、芷、没、珀、蛤粉、牡蛎、蚕、木香、夏枯俱三钱。

治甲状腺肿、气脖子、呼吸不畅、憋气：麝香一分，海带一两，用红皮鸡蛋一个，一端打孔，将麝香入内糊口，同小米，海带熬粥一同食之，一日一次。

瘿瘤

瘿瘤内消散或糊小丸：海带海藻海螵蛸，昆布棱莪辛芷调，木香香附青皮苡芷，南星轻粉各一两，麝香一钱共为末，每服一钱日二尝。

笔记栏

外科其他疾病门，笔者在原著中将本节“去腐法”“膏药方”“连翘败毒汤”“大败毒汤”“外敷效方”“杨梅结毒”“大疮”“疥外涂药”“黄水疮上药”“黄水疮外上药”“烫伤吃药”“外用药方”，用红笔标出。本节“附骨疽”外用药、“瘰疬”治疗、“瘰疬马刀鼠疮破后疮内烂肉不退”治法经验效方二法、“大疮”治疗、“创疳”治疗、“腂疳”治疗、“疥疮”外涂药外上药、“癞疮”外用药、“湿疹”外用药、“牛皮癣上药”“金钱癣上药”“顽癣上药”“诸癣上药油”“诸癣上药方”“黄水疮”治疗、“痦瘤”治疗、“血风疮”外涂药、“绣球风”治疗、“头面生疮”治疗、“面生薄皮疮”治疗、“秃疮”治疗、“中耳炎油”“点痦子方”“烫伤效方”“白、紫癜风”治疗、“瘊子”治疗、“冻疮”治疗、“脚鸡眼”治疗、“甲状腺肿”治疗为笔者个人经验。